# フードシステムの経済学 第6版

時子山ひろみ
荏開津典生／著
中嶋康博

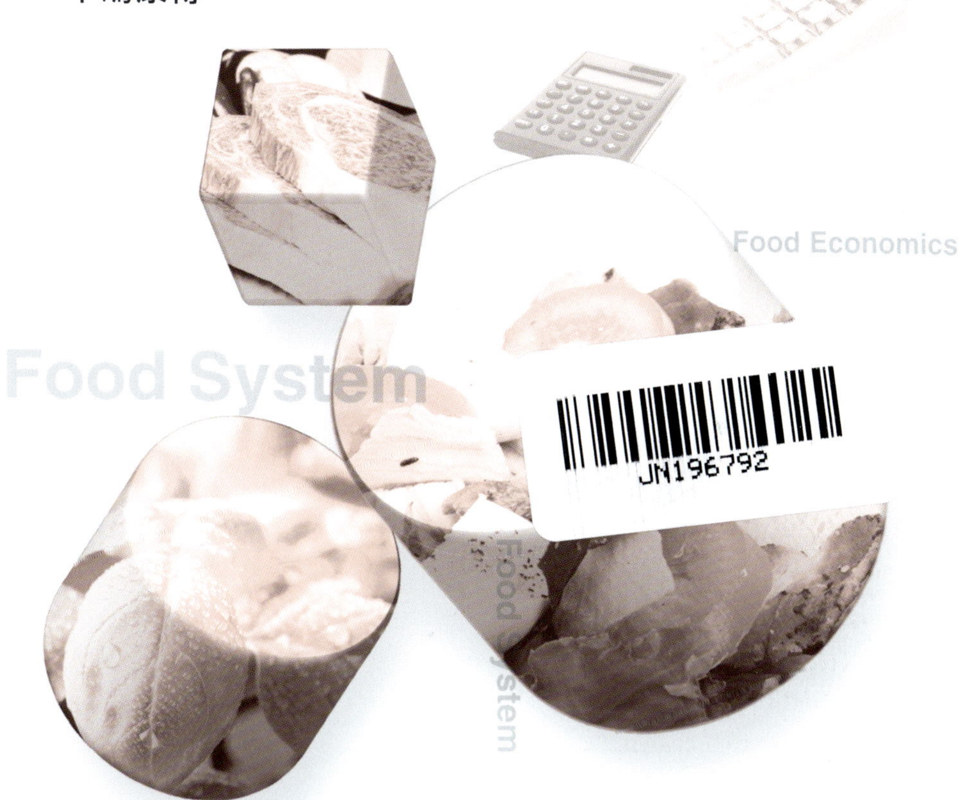


医歯薬出版株式会社

This book is originally published in Japanese
under the title of :

FUUDOSHISUTEMU-NO KEIZAIGAKU
(An Introduction to Food Economics)

TOKOYAMA, Hiromi
Professor Emeritus,
Japan Women's University
EGAITSU, Fumio
Professor Emeritus, The University of Tokyo
NAKASHIMA, Yasuhiro
Professor, The University of Tokyo



ISHIYAKU PUBLISHERS, INC.
7-10, Honkomagome 1 chome, Bunkyo-ku,
Tokyo 113-8612, Japan

# 第 6 版の序

第 5 版改訂を行ってから 6 年が経ち，2015 年前後の基礎的な統計結果も利用可能になったので，統計数値の延長，制度の補足説明を中心に，今回再び改訂作業を行った．

前回の改訂時には，フードシステムをめぐるトピックスの一つとして，消費者の食品安全への関心の高まりを指摘した．このことは現在でも変わることはない．食品事故は続き，いまだに福島第一原発事故に由来する風評被害も懸念されている．食の安全や信頼をいかに確保するかは，フードシステムの根幹を規定する要素である．

そのことにも関連して，より正確で詳しい食の情報が求められている．社会や環境の変化にあわせた情報提供の仕組みはどうあるべきか，食品表示について長い間検討が続けられてきた．その結果，これまで複雑であった表示のあり方は，食品表示法の制定によって統一されることになった．今回の改訂ではそのことにも触れている．

第 6 版でも，全体としての理論的な枠組みはこれまで通りの構成を保ち，目次立ては旧版を踏襲した．一部新たな問題を関係箇所で取り扱いつつ，データを新しくすることに重点を置いた．そのために「産業連関表」や「経済センサス」など基本統計を中心に全頁にわたって数値データのアップデートと，巻末掲載の参考文献や主な統計資料の見直しを行った．

なお，本書への希望等があれば編集部までご連絡いただきたい．随時検討のうえ改善をはかっていく予定である．カバーデザインは変更したがこれまで親しんでいただいたテイストを維持することにして，マイナーチェンジにとどめている．これまで同様にご活用いただければ幸いである．

2019 年 2 月

中　嶋　康　博

# はじめに

この本は食料経済学の教科書として書かれている．題名をあえてフードシステムの経済学としたのは，序章で詳しく述べるように，これまでの食料経済という概念に収まらない食料に関する新しい複雑な動きを，フードシステムという新しい概念によってとらえなおしてみようというところからきている．

フードシステムというのは，最終的に消費者に提供される食料の流れを消費者から逆に生産者の方向にたどっていったとき，関係するすべての経済主体の働きを総合的にシステムとしてとらえたものである．

したがって，これまでの農業を中心にすえた食料経済学のテキストと違って，本書ではフードシステムの最終目的である食生活に大きなウエイトがおかれ，食生活を規定する消費者の食品消費行動から説明が始まる．

わが国では，高度成長による所得の急上昇が生活全般にわたって豊かな時代をもたらした．特に食生活は成熟段階に達し，飽食の時代とさえいわれている．4章までの各章では，わが国における食生活の成熟が具体的には何を意味するものであったのかを考察する．食生活の成熟が食料消費の量的な増加の停止だけでなく，所得や価格などの経済的な要因の影響力の低下を意味するということをみた後，成熟後も続く食生活の変化がどのような要因によって，どのような方向へ導かれるのかを，家族のあり方の変化ともあわせて検討する．女性の社会進出や家族の小規模化がもたらす簡便化の大きな動きの経済的な意味とともにその問題点についても詳しく説明する．

5章から8章までは，フードシステムの直接の担い手である農業，食品工業，食品流通業，外食産業の役割を検討する．この四者が，食生活の変化による消費者の食品に対するニーズの変化に対して，どのような対応をしているのか，その結果，食料の生産，加工，流通の各段階でどのような新しい動きがみられるのかが明らかにされる．

国内農業を扱った5章では，食料の安全保障や自給率の問題についてもふれる．食品工業の章では，限られた需要をめぐって熾烈な新製品の開発競争や大規模な広告宣伝が行われる背景を経済学的に説明する．食品流通業については，情報革命によって消費者のニーズをリアルタイムで把握する流通業が食品工業の生産をリードする様子が描かれる．従来の小規模な飲食店に，チェーン展開する新しいタイプの飲食店が参入することで，これまでの飲食業が外食産業という新しい産業へ成長していく過程もフードシステムの大きな変化のひとつである．

9章は世界の人口と食料問題を考える．なぜ飽食の一方で飢餓に苦しむ多くの人々が存在するのかという重い問題が取り上げられる．

最後の10章では，フードシステムがうまく機能するために政府は何をなすべきかが問われる．かつては食料の安定供給が政府にとっての最重要課題であったが，最近では食料の安全性の確保や，フードシステムが排出する廃棄物のリサイクルなど環境問題が政府の役割の大きなものとなってきている．

以上のように，本書にはフードシステムの経済学を考えるうえで欠くことのできない基本的な概念と事実を盛り込む努力をした．しかし，紙数の関係で省略したり，説明を簡略化せざるをえなかったものもある．これらについては巻末に参考書をあげておいた．それらは各章のさらに詳しい内容についてのものと，アメリカとＥＵのフードシステムについてものと，この本ではあまり詳しく述べなかった農業経済学とミクロ経済学についての参考書である．

これらによってフードシステムについてさらに深く学んでもらいたい．また，参考書とともに毎年出される食料や健康や家族についての政府の白書類，本文中の図表にしばしば使われた主要な統計資料の出所もまとめてある．あわせて利用していただきたい．

この本の完成は，これまで著者達が参加した各種の研究会での成果や，お話を聞かせていただいたたくさんの方々のご協力によっている．心から感謝したい．原稿のすべてに目を通していただいた小島清美さんと，著者たちの細かな注文を快く聞いてくださった医歯薬出版編集部には心からお礼申し上げる．

1998年1月

時子山 ひろみ
荏開津 典　生

# CONTENTS

表紙デザイン：イトーデザインスタジオ，本文組体裁：編集工房プシケ

# Introduction フードシステム

## 1. 食料経済とフードシステム

人間は毎日たくさんの財やサービス（goods and services）を消費して生活している．食物や衣服のように，直接生きていくうえで必要なものだけではなく，自動車や冷暖房のようにより便利で快適な生活のための財や，音楽や演劇のように心の豊かさをもたらす無形のサービスまで，消費は人間の生活の中心になっている．

ところで，消費するためには，まずそれを生産しなければならない．人間の多様な欲求（ニーズ）を満足させるために，消費財を生産し，輸送し，消費者に分配するのは，社会の最も基本的な機能であるが，この機能を果たすのが，経済の役割である．

食料は，あらゆる消費財のなかで，人間の生存のために絶対に必要であるという点において，特別な位置を占めている．便利な生活も，心の豊かさも，まず十分な食料が保障されたうえでなければ意味をなさない．食料経済は，歴史の初めから現代に至るまでのどんな社会においても，経済のすべての基礎をなしている．

**食料経済発展の4段階**

食料経済のあり方は，社会と経済の発展に伴って変化してきた．ここではそれを，4つの段階に分けて説明しよう．

① 食料経済の第1段階は，自給自足，つまりそれぞれの消費者が自分の食料を自分で生産している状態である．この段階では，食料の生産者＝消費者であり，また穀物や野菜などの農産物や魚や海藻などの水産物がほとんどそのまま食料として消費される．食料経済の仕組み（システム）は，次のようなシンプルな，短い単線のフローチャートで表すことができる．

農水産業 ⟶ 消費者

② 経済発展の第一歩は分業である．分業は2つの点で，経済のレベルを高める効果をもっている．ひとつは“特化の利益”である．人々が自分の能力を生かした仕事に特化することで，生産性が向上するのである．もうひとつは“規模の利益”である．同じものを大量にまとめて作ることによって，生産効率が高められる．

こうして，どこの国でも経済は分業によって発展したが，自給自足から分業へと進んだ結果，生産と消費の間を結ぶ“流通”が必要となり，経済は生産・流通・消費という3つの要因をもつシステムとなった．これを食料経済に当てはめると，食料経済の第2段階を示すフローチャートは次のようになる．

農水産業 ⟶ 生鮮食品流通業 ⟶ 消費者

③ 食料経済がさらに発展すると，農産物や水産物をそのまま生鮮食品として消費しないで，いろいろな加工をした“加工食品”として消費するようになってくる．食料のもともとの素材は，昔も今もそんなに変わっているわけではなく，農地から生産される穀物や野菜，それに牛乳，肉，卵，魚など，すべて農水産業の生産物であるが，野菜は漬物になり，果物はジュースとなり，牛乳はチーズやバターとなり，豚肉はソーセージに加工されてから消費者の手にとどくようになる．食品工業が食料経済の重要な部門として登場するのである．

食品工業は，食料の保存性を高め，輸送に適するようにしただけではなく，食品の種類を豊富にし，味をよくし，食生活を豊かにするのにも貢献している．今はどこのスーパーマーケットでも売っているインスタントラーメンやレトルトカレーなども，過去40年の間に食品工業が創造した新しい食品である．こうして，食品工業が重要になった段階の食料経済のシステムは，長くなり複線化した次のようなフローチャートで表される．

農水産業
生鮮食品流通業
消費者
食品工業
加工食品流通業
消費者

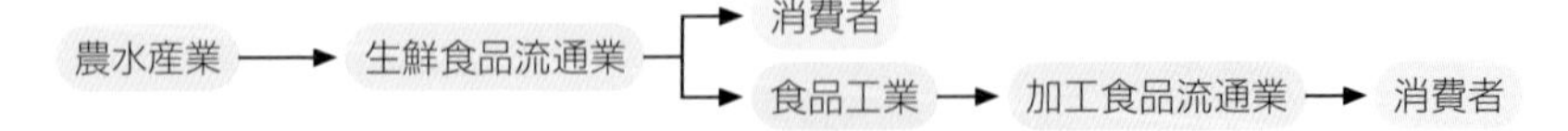

④ 食料経済の第3段階までは，それぞれのフローチャートからもわかるよう

に，食料消費の最後の場面は家庭である．生鮮食品はもちろん加工食品であっても，家庭で調理して初めて“食事”ができるようになる．食料経済の末端には，家庭内での調理という“家事労働”があって，食事の準備が完成する．

しかしながら，このように“家事”を欠くことができない要因として含んでいた食料経済システムに，近年大きな変化が生じてきた．家庭に帰って食事をする“内食”に対して，飲食店で食事をする“外食”のウエイトが急速に高まってくるとともに，家庭に持ち帰ってもほとんど手間をかけないでそのまま食べられるファーストフードや総菜が多くなった．内食と外食の中間にあるこのような食料消費の形態は，“中食”（なかしょく）とよばれている．

外食や中食の増加によって，食料経済における家事労働の役割は小さくなった．食事の準備や食事をする場所が家庭内から外へ移っていくこのような変化は，一般に“食生活の外部化”傾向と名づけられている．外部化の進んだ食料経済のフローチャートは，長くなり，複線化し，複雑に入り組んだものとなっている．

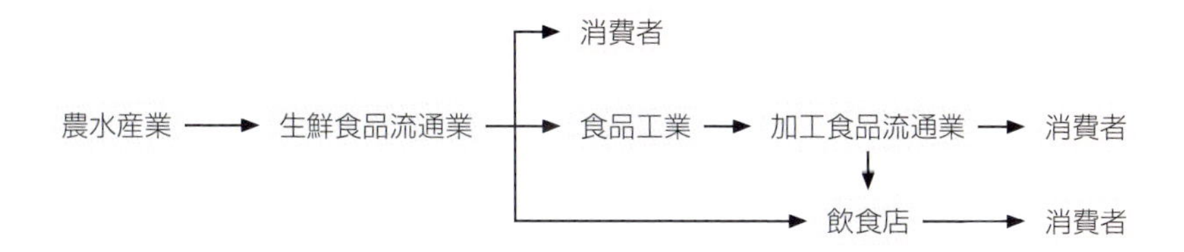


## フードシステム

“フードシステム”というのは，第 4 段階の複雑な食料経済の仕組みを，それまでのシンプルなフローチャートで表される仕組みと区別するために新しく作られた用語である．現代の食料経済は，伝統的な第 1 段階や第 2 段階の食料経済とはあまりにも異なったものとなったので，それをフードシステムという新しい言葉で示さなければならなくなったのである．

ところで，自給自足の時代からフードシステムの現代まで，食料経済の流れのスタートは，土地と水，そして太陽エネルギー，つまり自然の生命力を利用した農水産業である．どんなに加工されたレトルト食品も，またどんなレストランで出される料理も，その原料は農水産業の生産物である．その意味で，フードシステムを構成する経済活動の全体を，農水産業とその他の産業とに大き

図1 フードシステムの構成

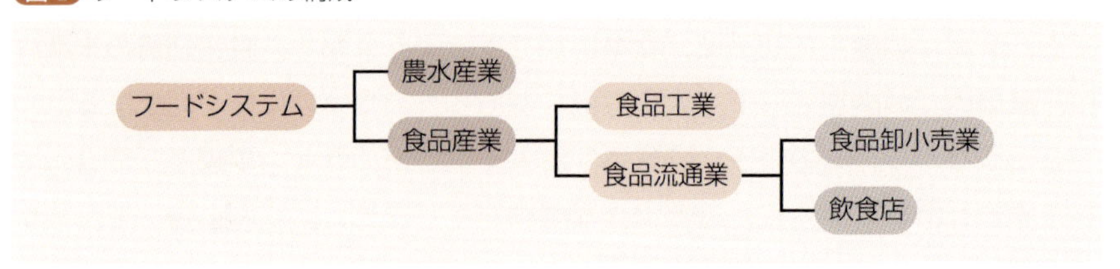


く分けて，農水産業以外を“食品産業”とよんでいる．フードシステムは，ごく簡略化して示せば**図1**のような構成をしていることになる．図では飲食店を食品流通業の一部としているが，飲食店は小売業としては非常に特殊なものであり，また外食の増加によってその役割も次第に大きくなっていることを考えると，むしろ食品産業を3部門に分けて，食品工業，食品流通業，飲食店と並べて考えるほうがよいかもしれない．

## 2. 日本の経済とフードシステム

経済は生産から消費に向かって流れる川のようなものである．フードシステムはその川の一部分ではあるが，普通に用いられる意味での産業部門ではない．なぜならば，普通の産業部門とは，経済の流れの最上流である生産の面での分類であるのに対して，フードシステムは，最下流の消費のほうからみた分類だからである．フードシステムとは，最後に食料消費に流れ込む経済活動の全体を意味する用語であり，この点にフードシステムという考え方の新しさがある．

**フードシステムの生産額**

フードシステムが経済全体のなかでどのような割合を占めているのかを知るためには，国内総生産（GDP）に占める飲食費支出の額をみるのがよい方法である．日本経済については，**表1**

表1 フードシステムの経済規模（兆円，％）

| | 1975年 | 1980年 | 1990年 | 2000年 | 2005年 | 2011年 |
|---|---|---|---|---|---|---|
| GDP（名目，暦年） | 148.3 | 242.8 | 442.8 | 509.9 | 503.9 | 471.6 |
| 飲食費支出 | 32.2 | 49.5 | 72.2 | 80.9 | 78.4 | 76.3 |
| 飲食費の割合（％） | 21.7 | 20.4 | 16.3 | 15.9 | 15.6 | 16.2 |

●国民経済計算年報および産業連関表（各年）

に示すように「産業連関表」に基づく推計値が広く用いられている.

表によると，日本のGDPは2000年までは順調に増加したが，2005年，2011年と減少している，一方，飲食費支出は1995年までは増加したが，それ以後減少し続けている．これは経済の停滞とデフレ（物価の低下）傾向のためであり，1990年代後半からフードシステムを巡る状況に大きな変化が起こったとみなければならない.

飲食費支出は1975年にはGDPの約20％を占めていた．これは，フードシステムが経済活動全体の20％を占めていたということとほぼ同じである．飲食費支出の割合は，その後低下して，1990年以降は15〜16％となった．これは，経済発展に伴って飲食費以外の消費が増えてくるためで，日本だけではなくどこの国でもみられる傾向である．しかし現在でも，経済全体の15％近くを占めているのであるから，フードシステムは非常に重要な産業であるといわなければならない.

1975年から2000年までの期間についていうと，飲食費支出の総額は，1975年の32.2兆円から2000年の80.9兆円まで増えて約2.5倍となっている．この期間に飲食費の物価指数は1.7倍になっているので，物価上昇分を割引くと実質飲食費支出の増加は25年間に約1.5倍ということになる．年平均の増加率に直すと1.6％である．フードシステムは，物価上昇分を割引いても，毎年1.5％以上の成長を続けたと考えることができる.

この期間の経済成長率は年平均約3％であるから，フードシステムの成長率は国内経済全体（GDP）の成長率よりもかなり低い．このように，フードシステムは年々成長を続けてはいるけれども，その成長率はGDPの成長率よりも低いので，フードシステムが経済全体に占める割合は次第に低下するのである.

フードシステム全体の成長率は経済成長率よりも低いけれども，フードシステムのなかには，経済成長率よりも高い率で成長している分野もあることはいうまでもない．フードシステムはさまざまな経済活動を含む巨大な部門であり，そのなかには成長率の異なったいろいろな分野がある.

**フードシステムの雇用**

フードシステムの規模を示すもうひとつの指標は，そこで働いている就業者の数である．これについては5年ごとに行われる「国勢調査」から，農水産業と食品産業の就業者数をみるこ

**表2** フードシステムの就業者構成（%，万人）

| | | 1970年 | 1980年 | 1990年 | 1995年 | 2000年 | 2005年 | 2010年 |
|---|---|---|---|---|---|---|---|---|
| 農水産業 | | 66.0 | 48.1 | 37.3 | 33.2 | 28.5 | 28.5 | 28.0 |
| 食品産業 | | 34.0 | 51.9 | 62.7 | 66.7 | 71.5 | 71.5 | 71.8 |
| 食品工業 | | 7.1 | 9.3 | 12.0 | 12.3 | 12.7 | 12.2 | 10.8 |
| 食品流通業 | | 16.3 | 24.1 | 28.9 | 31.1 | 34.0 | 34.5 | 31.3 |
| 卸売 | | 3.5 | 5.7 | 6.8 | n.a. | 7.0 | 6.6 | 3.8 |
| 小売 | | 12.8 | 18.4 | 22.1 | n.a. | 26.9 | 27.9 | 27.5 |
| 飲食店 | | 10.6 | 18.5 | 21.9 | 23.3 | 24.9 | 24.8 | 29.7 |
| 合計 | 構成比 | 100.0 | 100.0 | 100.0 | 100.0 | 100.0 | 100.0 | 100.0 |
| | 就業者数 | 1,496 | 1,239 | 1,153 | 1,172 | 1,124 | 1,087 | 1,103 |

●国勢調査（各年）

とができる．**表2**がそれを要約して示したものである．

フードシステムの就業者数は，1970年の約1,500万人から次第に減少して，2010年には1,103万人となった．この間に，日本経済全体の総就業者数は5,210万人から5,961万人まで増加しているので，フードシステムの就業者数割合は，28.7%から18.5%まで低下したことになる．

フードシステムで働く就業者の減少はもっぱら農水産業で起きている．農水産業の就業者数は1970年の約990万人から2005年の310万人まで減少したが，食品産業の就業者数はむしろ増加傾向にある．フードシステムの供給する食料の総額が増加する一方で，国内農水産業の就業者数が急激に減少した結果，“食料の自給率”が低下し，“食料の安全保障”が問題にされるようになったが，これについては後に5章で詳しく述べることにする．

**フードシステムのフローチャート**

**図2**は，2015年の「産業連関表」を基にして作られた，日本のフードシステムの詳細なフローチャートである．供給（生産＋輸入）から消費へ，左から右に向かう複雑に入り組んだ食料の流れが示されている．最終消費額つまり飲食費の支出総額は83.8兆円となっている．**図2**のいちばん左を集計すると，国産，輸入を合計した農水産物の総供給額は11.3兆円である．またすべての流通経費の合計額は29.5兆円である．飲食店の付加価値（2章3節参照）は16.1兆円である．これらの合計を右端の最終消費額約83.8兆円から差し引いた27.0兆円は，食品工業に帰属する部分

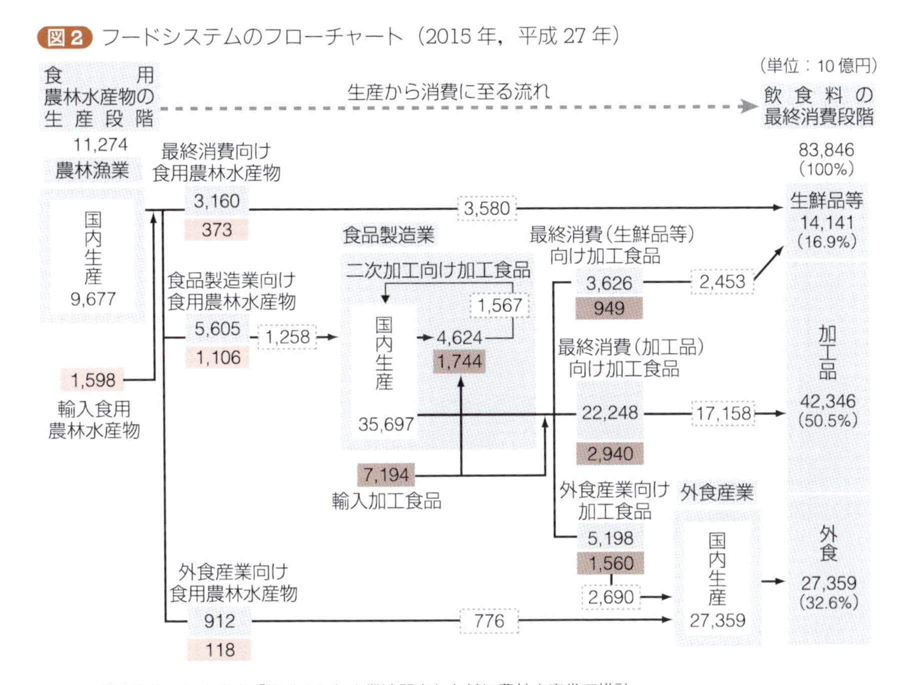


**図2** フードシステムのフローチャート（2015年，平成27年）

注：1　総務省等10府省庁「平成27年産業連関表」を基に農林水産省で推計．
注：2　旅館・ホテル，病院等での食事は「外食」に計上するのではなく，使用された食材費を最終消費額として，それぞれ「生鮮品等」及び「加工品」に計上している．
注：3　加工食品のうち，精穀（精米・精麦等），食肉（各種肉類）及び冷凍魚介類は加工度が低いため，最終消費においては「生鮮品等」として取り扱っている．
注：4　□内は，各々の流通段階で発生する流通経費（商業マージン及び運賃）である．
注：5　■は食用農林水産物の輸入，■は加工食品の輸入を表している．

である．

以上の説明からわかるとおり，現代の食料経済では，最初に食料のすべての素材を生産する農水産業は，最後に消費者が支払う飲食費支出の13％しか受け取らなくなっている．残りの87％は，食品工業，食品流通業，および飲食店の経済活動に対して，消費者が支払う代価となっている．このように農水産業の占める割合が小さくなり，農水産業以外の産業の割合が大きくなったことから，食料経済にフードシステムという新しい用語が与えられたのである．

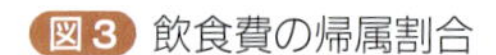
図3 飲食費の帰属割合

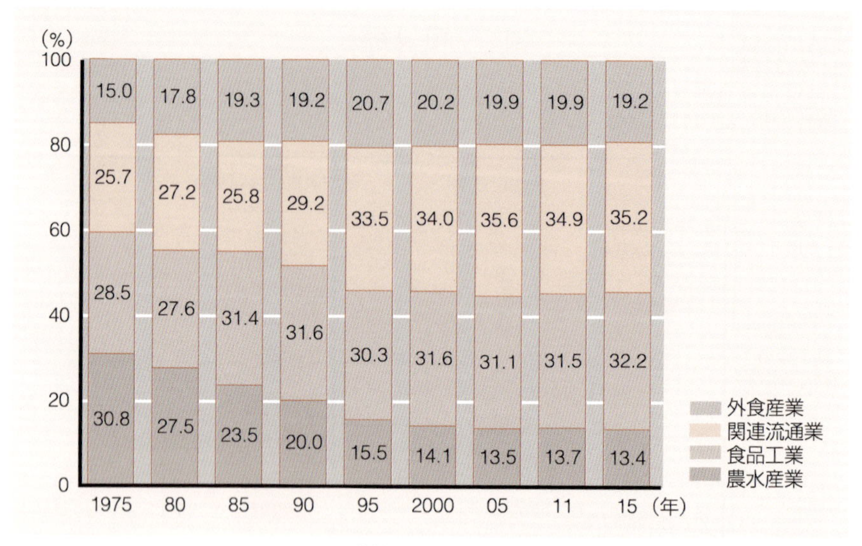


●農林水産省：農林漁業及び関連産業を中心とした産業連関表

## 3. フードシステムの変化

食料経済における農水産業と食品産業の役割の変化は，現在もなお続いている．日本だけではなく，アメリカやヨーロッパ諸国でも，フードシステムはまだ変わりつつある．フードシステムの変化には，いろいろな要因が含まれているが，最も明白な傾向は，フードシステムを構成する4つの産業部門の相対的な地位の変化である．

**フードシステムの構成**

図3は，飲食費の総支払額を100として，フードシステムの各部門の構成割合を示したものである．1975年には31％であった農水産業のシェアは低下を続け，2015年には13％になってしまった．一方，食品工業は29％から32％へ，外食産業は15％から19％へ，食品関連流通業は26％から35％へ上昇している．

産業部門別のシェアからみたフードシステムの変化を要約すると，農水産業からフードシステムの下流の3部門へシェアがシフトしていったということになる．

先の表2は，同じことを就業者数の構成でみたもので，就業者数でみたフードシステムの変化は，もっとドラスチックである．農水産業のシェアは 1970 年の 66 % から 2010 年 28.0 % まで激減し，1980 年以後はフードシステムの就業者数の半分以上が食品産業で働いている．最初に食料を生産するのが農水産業であるという事実は変わっていないけれども，最後に消費者の手元に食料を届けるまでのプロセスを全体としてみたフードシステムにおいては，むしろ食品産業が中心になっているのである．

食品産業を構成する 3 つの部門は，どれもその就業者の割合が増加しているが，最も急速にシェアを高めたのはやはり飲食店および食品流通業であって，合計すると 1970 年の 26.9 % から 2010 年の 61.0 % まで，40 年間に 2 倍以上のシェア拡大をしている．

### 食生活の外部化

フードシステムのこのような変化は，どんな原因で生じたのであろうか．これは本書が全体として明らかにしようとする課題であるが，ここでごく簡単に主な原因と考えられるものについて説明しておくことにしよう．

先に述べたように，フードシステムの変化の最も基本的な方向は，食料経済の外部化である．原始的な自給自足の経済では，いうまでもなく食料の生産から消費までのすべてが家庭内で行われていたが，食料経済が発展するにつれて，次第に多くのプロセスが家庭外のビジネスの世界に移されてきたのである．

1950 年代までは日本でも，特に農村では多くの家庭が味噌や醤油を自家生産していた．東京のような都会でも，漬物（ぬかみそ漬）を自分で作っている家庭が少なくなかった．しかし現在では，味噌も醤油も漬物も，大部分が食品工業によって生産され，スーパーマーケットやコンビニエンスストアの店頭で売られている．これが食料経済の外部化の誰にもわかる例である．

食料経済の外部化のいちばん進んだ形態は，いうまでもなく外食である．飲食店で食事をすれば，食料消費に伴う家事労働はゼロとなり，買物も調理も皿洗いも一切なくなって 100 % 外部化される．そして図3や表2で示したように，近年の日本のフードシステムでは飲食店のシェアが大幅に拡大している．

食料経済の外部化の原因は，需要側の要因と供給側の要因とに分けて考えることができる．需要と供給の両面が変化して，フードシステムが変わってゆくのである．

**経済発展と食生活の外部化**　需要側の変化について，ここでは2つの要因を指摘しておこう．第1は，経済の発展，つまり一人当たり所得の上昇である．経済が発展し生活が豊かになった現在，食料消費は単なる“栄養摂取”ではなくなり，それ自体が豊かな生活の一要素としての意味を強くもった“食生活”となった．

栄養摂取が主な目的であった段階においては，穀物や肉を家庭で簡単に調理して食べるだけで十分であったが，現代の豊かな食生活においては，食品加工や調理に，それをビジネスとして行うプロの技術が求められ，また家族の誰もが台所に立って働かないで食事を楽しむことができるレストランが求められるようになったのである．

**家族の変化と食生活の外部化**　需要側の第2の要因は，家族生活の変化である．人間の生活の基礎的な単位は家族であるが，家族のあり方は多くの面で大きく変化してきた．一緒に住む家族の人数は少なくなり，家族は小さくなった．一人だけで暮らす“単身世帯”も増加し，子どもと離れて暮らす“高齢者世帯”も多くなった．また，家にいて家事を担当していた主婦が，外に出て仕事をするようになった．アメリカでもヨーロッパでも日本でも，専業主婦（stay at home wife）は少なくなった．

このような家族生活の変化は，いろいろな側面で食料経済の外部化に対するニーズをもたらしている．単身者や高齢者にとっては，買物も調理も負担であるだけでなく無駄も出やすい．7人も8人もの家族が一緒に食事をするのであれば，主婦が夕食の準備に長い時間と手間をかけるのもやりがいがあるが，家族が小さくなり，またそれぞれが個別に食事をするようになっては，その意味はなくなってしまう．家族の変化は，現在でもまだ進行中である．それは食生活だけではなく生活全体の根本的な変化をもたらすものである．家族の変化が食生活に及ぼす影響は，それだけで一冊の書物を必要とするような大きな問題である．本書では，後に4章で詳しく説明することにする．

**食品産業のイノベーション**　このような食料経済の外部化に対する需要に対して，供給側であるフードシステムはさまざまなイノベーション（技術革新）によって対応した．フードシステムは多くの新しい食品を開

表3 食料経済の外部化の要因

| | 1970年 | 1980年 | 1990年 | 2000年 | 2010年 | 2015年 |
|---|---|---|---|---|---|---|
| 一人当たり実質GDP（暦年，千円） | 1,760 | 2,137 | 3,182 | 3,637 | 3,842 | 4,072 |
| 既婚女性雇用者比率 （%） | 18.3 | 26.1 | 32.3 | 36.9 | 42.2 | 45.7 |
| 電子レンジ普及率 （%） | 2.1 | 33.6 | 69.7 | 94.0 | — | — |
| スーパー飲食料品販売額（10億円） | — | 2,416 | 4,043 | 6,457 | 8,220 | 9,363 |

国民経済計算年報，労働力調査，消費動向調査，商業動態統計（各年）
一人当たり実質GDPは2011年基準で筆者らによる推計

発したが，その基礎には冷凍・保存の面でのイノベーションやモータリゼーションによる輸送の発展がある．電子レンジの開発と普及も，調理食品の成長に大きく貢献した．

冷凍冷蔵庫や電子レンジなどは，いわゆるハード面でのイノベーションであるが，ソフト面でも多くのイノベーションがあった．そのなかで最も重要なのは，チェーンストアやチェーンレストランの発展である．とりわけチェーンストアは1950年代にアメリカにならって開店されたが，1960年代以後は驚くほどの速度で発展している．現在ではスーパーやコンビニが八百屋や魚屋などの専門食料品小売店に代わって食品流通の主流となって，さまざまな加工食品や調理食品を販売することを通じて食料経済をリードする役割を果たしている．

表3は，以上に述べたフードシステムの変化の原因，とりわけ食料経済の外部化の主な要因をとりまとめたものである．1970年から現在まで，それぞれの要因が大きく変化していることがよくわかる．

## 4. フードシステムと消費者

経済活動の目的は消費である．生産も流通も分配も，その最後の目的は消費水準を高めることを通じて人間の生活を豊かにすることである．したがって，経済の善し悪しを最終的に判定する尺度は消費者の満足度である．

食料経済の目的は消費者の望む食料消費を実現することである．では，現在の発展したフードシステムは，消費者の望む食生活を実現し，消費者を心から満足させているのだろうか．

これは簡単には答えられない難しい問題である．フードシステムをいろいろな面から考察しながら，読者とともにこの難しい問題の解答に近づいていこうというのが，本書の目的である．この問題に答えるためには，経済学やそのほかの専門的な知識も必要ではあるが，本当の解答者は専門家ではなく，個々の消費者である．現在のフードシステムのもとでの食生活に満足しているかどうかは，それぞれの消費者にしか判断できないことだからである．

安全で美味な食品をできるだけ安く供給すること――これがフードシステムの善し悪しを判断する基本的な尺度であることは誰にでもすぐにわかる．しかしながら，実際にこの尺度を当てはめてフードシステムの成果を評価しようとすると，ことはみかけほど簡単にはゆかない．

まず第1に，この尺度の3つの要因，すなわち“安全”“美味”“安価”ということの内容から始めなければならない．

**食料の安全**

“食料の安全”とはどんなことか？食中毒を起こすような食品が安全でないことはいうまでもないが，そのような直接の有害食品を別にすると，この問題も簡単ではない．農薬を使って生産した野菜と比べて，無農薬の“有機野菜”は安全といえるだろうか．バイオテクノロジーを利用して作り出された新しい品種の穀物は安全かどうか．もっと身近な問題としては，泥や虫のついた白菜と，きれいに水洗いされパックされた野菜とはどちらが安全か．このような問題には，専門家の間にも意見の相違がある．誰にでもすぐ答えられるような問題ではないのである．

**食物の味**

食物の味の問題はもっと難しい．ニンジンが嫌いな人がニンジン抜きのきんぴらごぼうを作ったり，トンカツの好きな人が松坂牛より豚肉を高く評価したりするのは，個人の好みの問題である．こうした個人の好みの問題は，主として家庭内で食事が作られていればそれなりに処理できるが，食料経済の外部化が進んだ場合には，そうもいかなくなる．発展したフードシステムは，果たして食物の味に関する好みの個人差にどのようにして対応することができるだろうか．スーパーやコンビニの食品売場には，確かに多様な食品が並べられてはいるが，どんなに品ぞろえを豊富にしたとしても，その数は日本全体で5,000万に近い世帯それぞれの“家庭の味”には及ばない．

しかしながら，食物の味に関してはもう一段と根深い難問があるのである．

それは味の好みについて，習慣性があるという事実からきている．

フードシステムが提供する食品の味が消費者にとって満足できるものかどうかを判定するためには，消費者の側にしっかりした味覚の尺度がなければならない．メートル原器のような不動の尺度があって初めて評価が可能になるのである．経済学では，一人一人の消費者は，それぞれ自分なりのメートル原器をもっていて，食品だけではなくどんな消費財についても評価することができ，その評価に応じてお金を払い，買物するということを仮定し，これを“消費者主権”の前提とよんでいる．

消費者主権のもとでは，消費者の多数が満足しない食品は売れないから，フードシステムは消費者の好みに合わせて生産するようになり，消費者の求める食品が店頭に並べられることになるはずである．しかし実際には，消費者の味覚は本当にメートル原器のような不動の尺度ではないかもしれないのである．

味覚の習慣性の問題をつきつめていくと，食料経済の外部化が進んだ社会では，消費者は子どものときからスーパーに並んでいる食品やファミリーレストランのメニューにある食品に慣らされ，それを美味に感じるようになるということも考えなければならない．またテレビの広告につられて，食品工業の生産する新食品を消費し，その味に慣れてそれを好ましいと感じるようになることも考えられる．つまり，消費者の好みはフードシステムに支配されるようになる．よく“食習慣の変化”ということがいわれるが，そこにはこのような難問が潜んでいるのである．

**食品の価格**

最後に食品の価格について少し説明しよう．消費者の立場からすれば，他の条件が同じであれば食料品の価格は安いほうがよいに決まっている．ここでの問題は，“他の条件が同じであれば”というところにある．

食品の価格は，その食品だけの事情で決まるものではない．米の価格決定には，米を生産するための肥料や農薬の価格，小麦や大麦などの代替品の価格，米を生産している農家や販売している小売店の所得が関係してくる．同様に，食品の価格はフードシステムの内部だけで決まるものではなく，日本経済全体のなかで，さまざまな要因を反映して決まってくるのである．

日本の食料品は高いとよくいわれる．確かに，為替レートで単純に換算して比較すると，東京のパンやハムの小売価格はニューヨークやロンドンの小売価格よりも大分割高である．しかしこのことだけでは，日本のフードシステムがアメリカやイギリスのフードシステムに比べて劣っているとはいえない．さまざまな“他の条件”が同じかどうかを検討してからでなくては，結論は出せないのである．この問題については，後に5章で述べる．

フードシステムの善し悪しを判断するためには，このほかにも“環境”や“資源”の問題，“食料の安全保障”の問題，“世界の人口と食料生産の将来”の問題なども考えなければならない．本書の各章では，このような問題についてできるだけ説明するようにしたが，もちろんすべての問題を取り上げることは不可能である．読者それぞれに，巻末に示した参考文献を利用しながら，考察を進めてほしいものである．

# Chapter 1 食料経済の理論

## 1. 食品の商品としての特徴

食料経済学とは序章でも述べたとおり，フードシステムが安全で，美味で，安価な食品の供給を通じて，より豊かな食生活を実現するために効率的に機能しているかどうかを，経済の側面から分析する学問分野である．考察の対象が食品であるということから，生産，加工，流通，消費の各段階で他の財とは違ったいろいろな問題が生じてくる．そこで，食品の財としての特徴とそこから生じる問題を考えておこう．

### 必需性と飽和性

食品の特徴の第一は，食料なしでは生きていくことができないという意味での絶対的な必需性である．生きていくために最低限必要な食事エネルギーは，年齢，性別，人種，気候その他によって異なるが，日本の成人男子では約 2,400 kcal となっている．必要エネルギー以外にも，健康な体を作り元気に生活をしていくためには，各種の栄養バランスが問題となってくる．

たとえば，食事エネルギーをたんぱく質（P），脂肪（F），炭水化物（C）のそれぞれからいくらずつ摂っているかという構成比（PFC 比率）には，栄養学的にみて望ましい基準がある．図 1 は各国の PFC 比率を示したものであるが，日本では，アメリカ，フランスに比べ炭水化物の摂取割合が高く，脂肪比率は低くなっている．2009 年のたんぱく質，脂肪，炭水化物の構成比はそれぞれ，13.0 %，28.5 %，58.5 % で理想値に近い値をとっており，いわゆる日本型食生活（10 章 4 節参照）はこの基準からみて高い評価を受けている．

エネルギーや PFC 比率以外にも，健康上必要な多くの制約がある．健康や安全上の配慮に加えて，さらにおいしさや変化に富んだ食生活という観点まで入れると，非常に多くの食品が必要となってくる．そのうえ，食品は多くの場合保存

図 1 各国の PFC 比率(%)

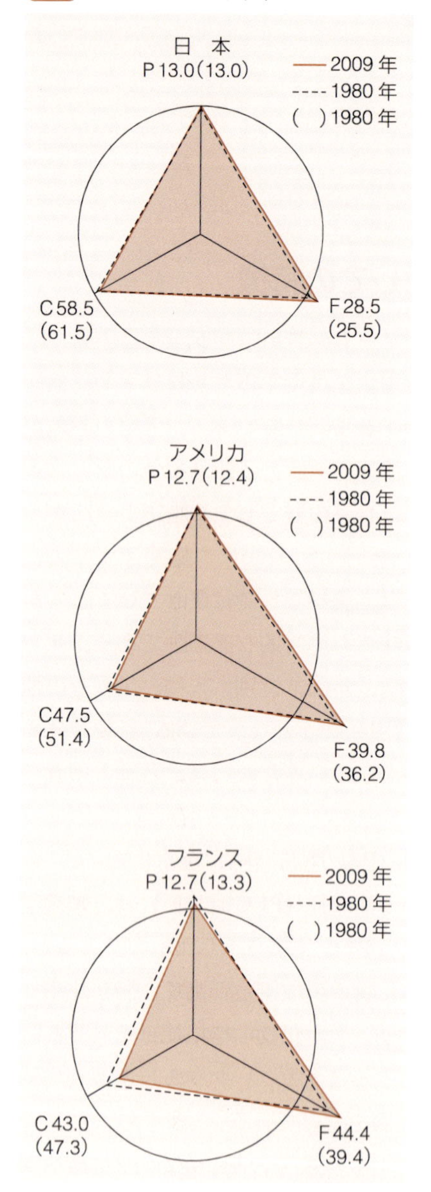


●農林水産省：食料需給表
FAO：Food Blance Sheets

性が乏しいので,必要量が毎日安定的に滞りなく供給されなければならない.

このような必需性と同時に，食品はまったく逆の飽和性という性質ももっている．洋服なら予算の許す限り何枚でも買うことができ，たくさん買うことで満足度が高まる．しかし，食品の場合には消化能力に限界があるうえ，保存もしにくいので消費量はじきに飽和点に達してしまうのである．

つまり食品の場合には，必需性と飽和性という 2 つの相反する性質から，その適正供給量は非常に狭い範囲に限られるということになる．食品は量的に不足しては大問題であるが，そうかといって供給が多ければよいというものでもない．特に野菜や果物のような生鮮品では，わずかの供給不足が価格の急騰を引き起こし，反対に必要以上の供給は価格の暴落から豊作貧乏という困った問題を引き起こすのである．

## 安全性

どのような財であっても安全性は必要ではあるけれども，すべての人が毎日直接口にする食品では安全性は特別重要である．食料経済が単純で，自分のまわりで作られた農水産物を自分で調理していた時代には，消費者は自分の食べているものの内容をよく知っていた．

しかし，現在のようにフードシステムが複雑化し，原材料の段階から加工され消費者の手に届くまでに長い行程を経るようになると，自分の食べている食品の安全性を確認することが非常に難しくなってくる．洋服と違って食品は外からみただけでは，その品質を判断することは難しいし，食べてみても味以外の成分や安全性についてまで判断することは一般の消費者には難しい．

最近よく話題にされることだが，過度の安全指向による，まだ食べられる食品の大量の廃棄問題は，消費者の食品に対するこのような不安感から生じている．利用している食品の原料が何であって，どのようにして，いつ誰によって作られたのかを消費者は詳しく知りたいと思っている．しかし，消費者は食品に添付された表示によってしか鮮度や添加物についての情報を得る手段をもっていない．そこで食品の表示問題が非常に重要になってくる．

情報がたとえ十分に与えられたとしても，一方的に生産者から与えられる情報は消費者にとって無条件に信頼できるものではない．両者の仲介役として，政府が消費者に必要な情報を生産者に提供させるような適切な施策を講じる必要が大きくなっている．言い換えると，フードシステムが複雑化したことによって，従来の食料の安定確保という政府の役割が，食料の安全性確保へと変化したのである．

食品の安全性は，6章で述べる食品工業の二極集中性という問題とも関係する．食品工業では多くの業種で少数の大規模な企業によるナショナルブランドと，小規模な地域密着型の企業によるローカルブランドとの共存がみられる．

消費者は判断の難しい食品の品質や安全性を，確立されたブランドによって判断しようとするのである．これが大規模なナショナルブランドを成立させる原因であるが，他方その地域に信頼できる生産者がいる場合には，安心して小規模なローカルブランド品を購入するのである．昔からその地域でできた原材料を使って生産されていた醤油や味噌のような伝統食品だけでなく，ハムやチーズのような比較的新しい食品にもこのような例が数多くみられる．

**生鮮性**

品目によって程度の差はあるものの，多くの食品で新鮮さは食品の味と安全性を高める大きな要因である．消費者の生鮮度に対する関心は非常に高く，生鮮品はもちろんのこと，賞味期限の十分長い加工食品であっても一日でも新しいものを購入しようとする．

時間によって生鮮度が落ちるという特性は，生産と消費の間に時間差をおけないということであり，このことがかつてフードチェーンが短い単線型であった理由である．生産者と消費者が同一であったり，近所で採れたものを自分で調理して食べていれば，食品の生鮮性は最大限生かされる．複雑で長いフードシステムを可能にしたのは，生鮮性を保ち保存性を高めるコールドチェーンなどの技術進歩のおかげである．生産されたものを保存する技術によって，食品も在庫が可能になり，出荷量を調整できるようになったし，輸送技術の進歩は生産地と消費地の遠隔化を可能にした．保存性を高める冷蔵やレトルトなどの食品加工技術は冷凍冷蔵庫や電子レンジの普及により，これまでなかった新食品をもたらした．新しいタイプの外食店や総菜，持ち帰り弁当などの中食とよばれる分野では，調理してから消費者の口に入るまでの時間による劣化をどう解決するかが成功の鍵となっている．

**習慣性**

毎日同じ食品ばかりでは飽きてしまい何か珍しいものを食べたいと思う反面，いつも食べ慣れているものがおいしいと感じることはよくあることである．個人の味覚の基準は子どものころから食べ慣れた料理や味付けによって作られるといわれている．このように食品には習慣性があり，味覚の基準が子どものころからの習慣によって形作られるとすると，家庭や学校での早い時期での食事経験が重要になってくる．毎日の子ども達の食事は，健康な体を作るというだけでなく，健全な味覚を育て将来の味覚の基準を作るという重要な役目を担っている．

食品の習慣性という特性には，一度確立されたブランドの優位性をさらに強めるという問題がある．たとえば具体的な例として，日本ではキユーピーマヨネーズがマヨネーズの味として定着した結果，味の素が参入しさまざまなドレッシングが密接な代替品として登場するまでに非常に長い時間を要した．一度ブランドが確立すると，習慣性や先に述べた品質が判断しにくいという性質によってますます消費者とその商品の結びつきは強くなる．よく売れれば売場のよい場所を確保でき，そのことによってさらにそのブランドの優位性が強化されるということが起こる．しかし，特定の銘柄の市場支配力は代替性のある新商品の参入可能性などの要因とも密接に関連しており，詳しくは6章で述べることにしよう．

図2 予算線

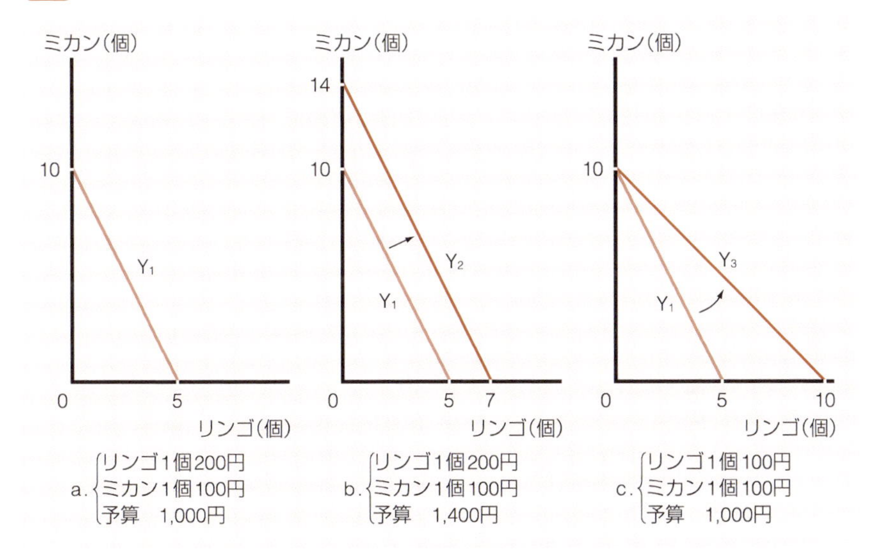


## 2. 食品選択の理論

食生活の変化を最も具体的に表すのは，消費者が購入する食品の消費量の変化である．以下では，消費者が食品の購入量をどう決めるのか，ミクロ経済学の消費者選択の理論を使って考えてみよう．

今，使える予算が1,000円と決まっていて，2つの食品，たとえば1個200円のリンゴと1個100円のミカンを買う場合を考えてみる．ミクロ経済学では，合理的な消費者は満足が最大になるように行動すると考えるので，“1,000円でリンゴとミカンをいくつずつ買えば満足は最大になるか”という問題を解くことになる．

**予算線**

さて，リンゴが1個200円，ミカンが1個100円なので，1,000円で買えるリンゴとミカンの組み合わせは，リンゴだけなら5個，リンゴ4個とミカン2個，リンゴ3個とミカン4個，リンゴ2個とミカン6個，リンゴ1個とミカン8個，ミカンだけなら10個となる．これをグラフに書くと**図2a**の$Y_1$のような右下がりの直線になり，この直線上のリンゴとミカンの組み合わせならば1,000円の予算で買うことができる．そこで，与えられた予算で購入可能な2財のすべての組み合わせを示すこの直線を予算線とよぶ．

このような予算線は，予算額と価格によって決まるので，これらが変化すると予算線もシフト（移動）する．まず，予算額が増加すると，予算線は平行に右上にシフトする．たとえば予算額が1,400円になると，予算線は**図2b**に示した，直線$Y_1$と平行な直線$Y_2$となる．1,400円あればリンゴだけなら7個，ミカンだけなら14個買え，両方混ぜて買うなら直線$Y_2$上の組み合わせのどれでも買えるということを表している．

価格の変化は予算線の傾きを変化させる．たとえば予算が1,000円で，かつミカンの価格は100円のままでリンゴの価格が1個200円から100円に下がると，ミカンだけ買うときは今までどおり10個しか買えないが，リンゴだけ買えば今までの倍の10個，リンゴとミカンを混ぜて買えば，リンゴが安くなった分だけ今までより多く買える．したがって，予算線は**図2c**の，縦軸，横軸とも10を通る直線$Y_3$となる．

### 無差別曲線

さて，購入可能なリンゴとミカンの組み合わせが予算線$Y_1$によって示されたので，次にはそのなかから最も満足度が高くなるような組み合わせを選ぶことになる．その選択を決めるのはいうまでもなく，個々の消費者の好みである．予算と価格が等しくても，リンゴ好きな人はリンゴをたくさん買い，ミカン好きな人はミカンをたくさん買うはずである．個人の好みを経済学では消費者選好とよび，それを表したものが**図3a**の無差別曲線である．無差別曲線はその名のとおり，満足度に差のないという意味で消費者にとって無差別なリンゴとミカンの組み合わせを表しており，通常は**図3a**のような原点に対して凸な右下がりの曲線となる．

図の$U_1$はリンゴ2個とミカン11個，リンゴ4個とミカン4個，リンゴ6個とミカン2個の各点を通っているが，これらの組み合わせから得られる満足度がこの人にとって等しいということを表している．同じく$U_2$はリンゴ7個とミカン7個によって得られる満足度と等しい満足度を与えるリンゴとミカンの組み合わせを結んだ線になっている．$U_1$がリンゴ4個，ミカン4個から得られる満足度と同じ満足度の組み合わせを示し，$U_2$がリンゴ7個，ミカン7個から得られる満足度と同じ満足度の組み合わせを示しているので，$U_2$のほうが当然リン

図3 無差別曲線

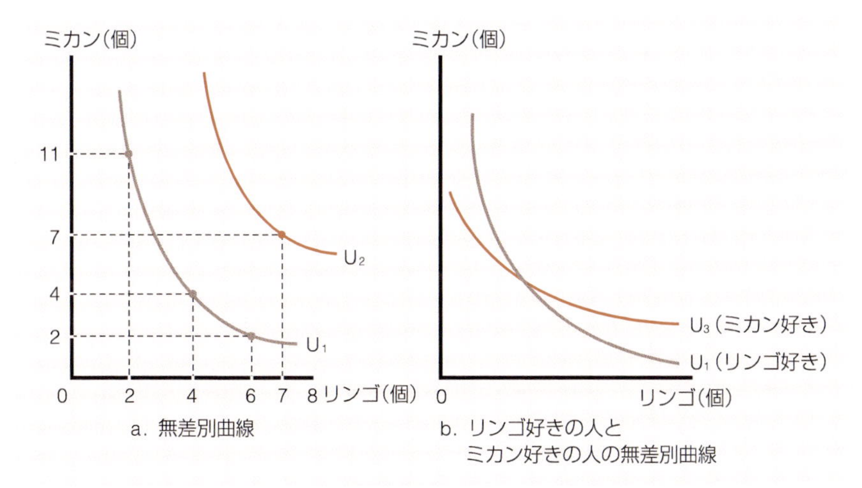


a. 無差別曲線

b. リンゴ好きの人とミカン好きの人の無差別曲線

ゴもミカンも少ない$U_1$よりも高い満足度を示す無差別曲線であるということがわかる．無差別曲線は満足度の程度によって幾本も書くことができ，リンゴとミカンがたくさんあるほど満足度は高いので，右上に位置する無差別曲線ほど高い満足度を示す．

また，リンゴとミカンの好みには個人差があるので，無差別曲線の形は人によって異なる．図3bの$U_1$は$U_3$よりも無差別曲線の傾きが急になっている．このことは，$U_1$ではリンゴを1個減らしたとき，減らす前と同じ満足度を得るのに必要なミカンの量が$U_3$よりも多い，言い換えるとリンゴ1個の評価が$U_3$よりも高いことを示し，したがって$U_1$が相対的にリンゴ好きの人の無差別曲線を，$U_3$が相対的にミカン好きの人の無差別曲線を示していることになる．

予算線は予算が同じならば，すべての人にとって共通の経済的条件を示しているのに対し，無差別曲線は個人によって異なる好みを表す心理的条件を表しているのである．

**消費均衡点**

予算線と無差別曲線から，リンゴとミカンの消費量が決定される．合理的な消費者は与えられた予算のなかで満足が最大になるような買い方をするので，満足最大の組み合わせを求めてやればいい．予算線とちょうど接する無差別曲線を求め，その接点が示すリン

図 4 消費均衡点

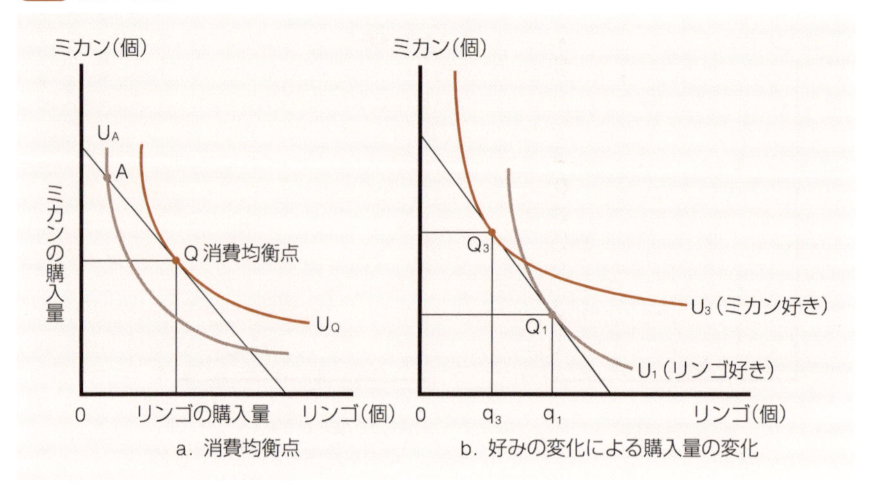


ゴとミカンの購入量が満足最大のリンゴとミカンの組み合わせである．このような満足最大の点をミクロ経済学では消費均衡点とよび，**図 4a** の Q 点で示されている．

予算線上の他のどんな組み合わせも Q 点以上の満足度をもたらさないことを示そう．たとえば，A 点のようなリンゴとミカンの買い方をしたときの満足度はA点を通る無差別曲線 $U_A$ で示されるが，$U_A$ は Q 点を通る無差別曲線 $U_Q$ よりも必ず下にあり，したがってその満足度は低い．

さて，このモデルを使って食品の消費量の変化を考えてみよう．満足最大化を目的とする合理的な消費者の食品購入量は予算線と無差別曲線の接点で決まるので，両曲線がシフトすれば購入量も変わってくる．結局，食生活は両曲線を決める個人の消費者選好と食品の価格と予算（所得）によって決まるということになる．

価格と所得については後に述べることにして，個人の好みの変化が食品購入に与える影響について簡単に説明しておこう．消費者の好みはいろいろな理由によって変化する．年齢による味覚の変化はよく知られており，広告やそれによって引き起こされる流行なども好みの変化の重要な要因である．

**図 4b** は，好みが変化した場合のリンゴとミカンの購入量の変化を示してい

る．ある人がリンゴ好きからミカン好きになったとしよう．この人の無差別曲線の形は，先にみたように $U_1$ から $U_3$ に変化し，使える予算が同じ額であっても，リンゴとミカンの購入量が変化する．$Q_1$ はリンゴ好きだったときの行動を示し，$Q_3$ はミカン好きになったときの行動である．図から明らかなように，それぞれ同じ予算を好きなもののほうへたくさん支出している．以上が，好みの変化による消費量の変化をミクロ経済学の消費者選択の理論で説明したものである．

## 3. 食品需要の価格弾力性

この節では，価格の変化による食品消費量の変化をみよう．価格と需要量の関係を表すのは需要曲線である．需要曲線は，特定の財について他の条件を一定にしたとき，いろいろな価格水準のもとで需要される量を図示したものであり，通常は**図 5b** のような右下がりの曲線である．この需要曲線は，どのようにして合理的な消費者の行動から導き出されるのだろうか．

**需要曲線**

所得と消費者選好とが一定で価格だけが変化したときの需要量の変化は，**図 5a** で示される．先の例で考えれば，1 個 200 円であったリンゴが 1 個 100 円に低下すれば予算線は $Y_1$ から $Y_2$ へシフトし，消費均衡点は $Q_1$ から $Q_2$ に移行し，リンゴの購入量は $q_1$ から $q_2$ に増加する．反対に，リンゴの価格が 1 個 250 円に上昇すると予算線は $Y_3$ となり，新しい均衡点は $Q_3$ でそのときの購入量は $q_3$ へと減少する．この価格変化による消費均衡点を結んだ線を価格消費曲線とよぶ．

さらに，この消費均衡点を価格が 200 円のときは需要量 $q_1$，100 円のときは需要量は $q_2$，250 円のときは需要量は $q_3$ というように，縦軸がリンゴの価格で横軸がリンゴの需要量のグラフに書き込むとリンゴの需要曲線が求まる．**図 5b** のリンゴの需要曲線は，このような仕方で **図 5a** の価格消費曲線から書いたものである．つまり需要曲線は，価格変化に対する消費者の合理的な行動を表す価格消費曲線から直接導き出されるのである．

**需要量の価格弾力性**

さて，一般に価格が低下するとその商品の需要量は増加するが，その反応の大きさは財によって異なる．価

図5 需要曲線の導出

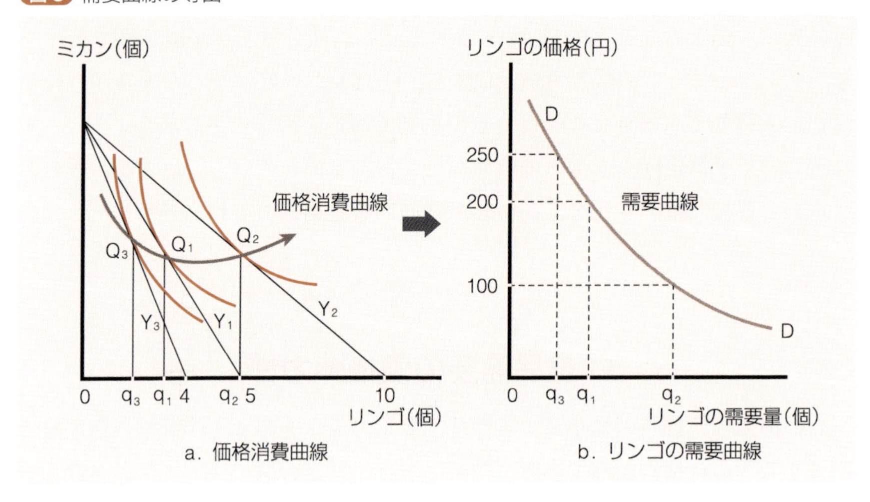


格が変化したときの需要量の変化の程度を表すのが需要量の価格弾力性で，

$$\text{需要量の価格弾力性}=\frac{\text{需要量の変化率（\%）}}{\text{価格の変化率（\%）}}$$

と定義され，1％の価格変化が何％の需要量の変化をもたらすかを表している．ある店で1個200円のリンゴが100個売れていたが，220円へ価格が10％上がったため，5％減の95個しか売れなくなったとすれば，リンゴの価格弾力性は0.5（＝5％／10％）ということになる．

価格が下がると需要量が大幅に増え，価格が上がると需要量が大幅に減少する財は価格弾力性が大きく，価格の変化に対して需要量があまり変化しない財は価格弾力性が小さい．**図6a**の$D_1$に示すように価格弾力性の大きな財の需要曲線は傾きが緩く，価格弾力性の小さな財の需要曲線は$D_2$のように傾きが急である．価格弾力性の大きな財では，価格が$p_0$から$p_1$まで変化したとき，それによって需要量は$q_0$から$q_1$まで大幅に増加するのに対し，価格弾力性の小さな財では価格が同じだけ変化しても需要量は$q_0$から$q_2$までしか増加しない．

食料の価格弾力性は全体としてみると小さく，食料の需要曲線は急傾斜である．これは，価格がいくら高くても生きていくために一定量の食料は購入しなけ

図6 需要の価格弾力性

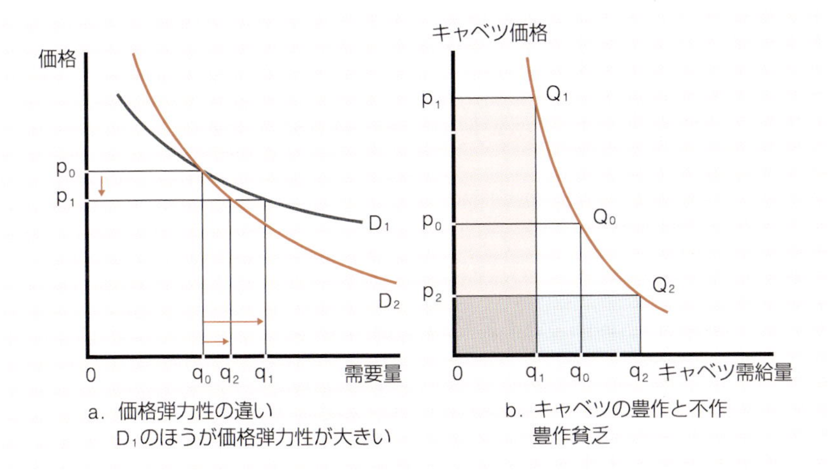


a. 価格弾力性の違い
$D_1$のほうが価格弾力性が大きい

b. キャベツの豊作と不作
豊作貧乏

ればならないが，反対にいくら安くてもある量以上は消化能力の生理的な限界から買わないという前節でみた必需性と飽和性という食料の特性によっている．

しかし，個別の食品についてみると需要量の価格弾力性は必ずしも小さいとはいえない．たとえば，ドレッシング類や牛乳のように同一食品で多数の銘柄が存在する食品の場合には，少しの価格の差でも特定の商品に対する需要量を大きく変化させる．同じ食品でなくても，その食品の代わりになるような財(密接な代替品）がある場合にも価格弾力性は大きくなる．インスタントコーヒーやヨーグルトがスーパーマーケットの目玉商品として安売りされるのはこのためである．

反対に，野菜のように必需性が高く代替物が少ない食品では，価格弾力性は小さい．**図6b** は，そのような野菜の需要曲線で価格弾力性が小さいので傾きが急になっている．$Q_0$点は通常のこの野菜の価格と供給量を示している．普段は$q_0$の供給が，天候不順などにより$q_1$に減少すると，それによって価格は$p_1$に急激に上昇する．反対に，豊作で供給量が$q_2$に増加すると，今度は価格が$p_2$まで急激に低下する．野菜農家の手取り金額は価格掛ける数量であるので，豊作のときの手取り金額は　　　で表されるが，この値が不作のときの手取り金額　　　より小さくなることがある．このように豊作であるにもかかわらず，通常より収入が減ってしまう現象を豊作貧乏とよんでいる．農家ができすぎたキャベツを収穫しないで畑に放置したままにしておくのはこのためである．

## 4. 所得弾力性とエンゲル係数

**需要量の所得弾力性**

価格と並んで，需要を決める経済要因である所得の影響をみよう．一般に所得の上昇は需要量を増やすが，所得の上昇がどれくらい需要量に影響を与えるかは，需要量の所得弾力性で知ることができる．所得弾力性も価格弾力性と同じように次式で定義される．

$$\text{需要量の所得弾力性} = \frac{\text{需要量の変化率（\%）}}{\text{所得の変化率（\%）}}$$

全体としての食料の所得弾力性は，価格弾力性とほぼ同じ理由で小さい．所得水準が非常に低く生存がやっとという段階では所得の上昇は，すべて食料の購入にあてられるので所得弾力性は 1 である．所得がその水準を脱し，徐々に高くなると所得の増分は他のものの購入にもあてられるようになるので所得弾力性は 1 より小さくなってくる．さらに所得が上昇しても，人間の消化能力という生理的な限界から食べられる量には限りがあるため需要量は増えず，所得弾力性は著しく小さくなる．**図 7** は食料全体としての所得弾力性であるが，A 点までが最低水準が満たされる以前の所得弾力性が 1 の状態を示しており，B 点以降が量的な拡大がなくなった状態の所得弾力性を表している．

所得弾力性が 1 より小さく，所得の大小によって需要量があまり違わない財を必需品とよび，所得弾力性が 1 より大きく所得の上昇が需要量を大幅に増大させる財を贅沢品とよぶ．食料品は全体としてみると代表的な必需品である．

個別食品についてはどうであろうか．**表 1** は，「家計調査」(3 章参照) を使っていくつかの食品について 1963 年から 1997 年の 35 年間を 6 期に分けて各期の所得弾力性を調べたものである．この表から，個別品目のなかには所得弾力性が大きな食品もあることがわかる．しかし，食品需要の所得弾力性は近年になるほど次第に小さくなる傾向がみられ，最近年ではゼロの食品が多くなっている．たとえば，スイカの所得弾力性は，1960 年代には 0.53 であったが，その

図7 食料需要の所得弾力性

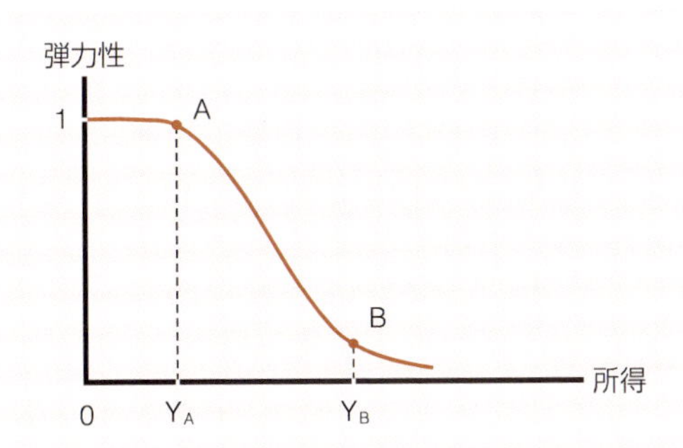


表1 需要量の所得弾力性

| | 1963〜68年 | 1969〜74年 | 1975〜80年 | 1981〜86年 | 1987〜92年 | 1993〜97年 |
|---|---|---|---|---|---|---|
| マグロ | 1.08 | 0.63 | 0.45 | 0.46 | 0.35 | 0.00 |
| 牛肉 | 1.23 | 0.94 | 0.87 | 0.69 | 0.64 | 0.65 |
| ハム | 1.26 | 0.74 | 0.55 | 0.48 | 0.43 | 0.41 |
| バター | 2.27 | 1.60 | 1.21 | 1.20 | 0.83 | 0.76 |
| 卵 | 0.48 | 0.25 | 0.13 | 0.10 | 0.00 | 0.00 |
| スイカ | 0.53 | 0.46 | 0.31 | 0.20 | 0.00 | 0.00 |
| ジャム | 1.48 | 0.78 | 0.36 | 0.22 | 0.13 | 0.00 |
| 紅茶 | 2.49 | 1.71 | 1.30 | 1.30 | 1.20 | 1.30 |
| ぶどう酒 | — | 0.63 | 1.47 | 1.48 | 1.03 | 1.28 |

●時子山ひろみ：フードシステムの経済分析．日本評論社，1999

後0.46，0.31，0.20と小さくなり，1987年以降はゼロである．

1960年代には，所得の制約によって食べたくても十分な量を購入できなかったが，所得の上昇とともに次第に購入量は増加し，最近では所得が増えても購入量が増えない，所得弾力性ゼロの段階に達しているということがわかる．

需要量の所得弾力性が非常に小さいということは，見方を変えると家計所得の大小にかかわらず食品の需要量には差がないということであり，現在の日本では所得の高い人も低い人もみんなが同じ食品を同じ量だけ食べているということである．

**表 2** 購入単価の所得弾力性

| | 1963～68年 | 1969～74年 | 1975～80年 | 1981～86年 | 1987～92年 | 1993～97年 |
|---|---|---|---|---|---|---|
| マグロ | 0.18 | 0.13 | 0.15 | 0.19 | 0.11 | 0.22 |
| 牛肉 | 0.22 | 0.17 | 0.19 | 0.19 | 0.21 | 0.27 |
| ハム | 0.28 | 0.23 | 0.18 | 0.17 | 0.16 | 0.15 |
| バター | −0.03 | −0.01 | 0.00 | 0.00 | 0.00 | 0.00 |
| 卵 | 0.03 | 0.00 | −0.00 | 0.00 | 0.00 | 0.26 |
| スイカ | 0.24 | 0.05 | 0.08 | 0.11 | 0.09 | 0.00 |
| ジャム | 0.08 | 0.05 | 0.07 | 0.17 | 0.17 | 0.19 |
| 紅茶 | 0.03 | 0.08 | 0.06 | 0.00 | 0.16 | 0.00 |
| ぶどう酒 | — | 0.10 | 0.20 | 0.17 | 0.12 | 0.31 |

●表 1 に同じ

**購入単価の所得弾力性**

「家計調査」では，所得階層ごとに品目別の需要量と並んで購入単価がわかる．これを使って同じ食品でも，所得の高い人は低い人よりも高いものを買うのかどうかを知ることができる．所得の違いが購入価格の違いにどれくらい影響を与えるかは，購入単価の所得弾力性でみることができ，需要量の所得弾力性と同様，次式で定義される．

$$\text{購入単価の所得弾力性} = \frac{\text{購入単価の変化率(\%)}}{\text{所得の変化率(\%)}}$$

たとえば，年収 500 万円の人は 100 g 200 円の豚肉を食べるが，年収が 40 % 多い 700 万円の人は，同じ豚肉でも 100 g 当たり 50 % 高い 300 円のものを食べるとすると，この場合の購入単価の所得弾力性は，50 %/40 %＝1.25 となる．

**表 2** は，購入単価の所得弾力性の変化をまとめたものであるが，需要量の所得弾力性に比べ，その値が非常に小さいことがわかる．購入単価の所得弾力性が小さいということは，所得が増えても単価の高いものを購入するわけではないということであり，また購入単価の差が品質の差を表していると考えれば，所得の高い人が品質のよいものを購入しているわけでもないということができる．

つまり，先にみた需要量の所得弾力性と同様，購入単価の所得弾力性も小さ

図8 年間収入 10 階層別エンゲル係数

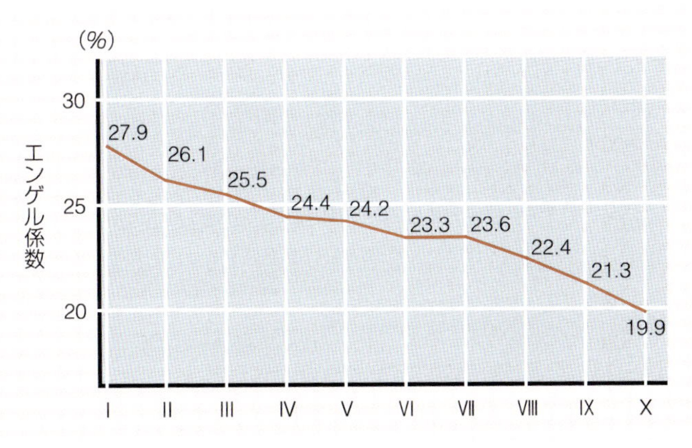


●家計調査(2010 年)二人以上全国全世帯

いということは，所得の高低にかかわらず，基本的に現在の日本ではすべての人が同じ品質のものを，同じ量だけ食べているということを意味し，違いがあるとすれば，それは所得要因ではなく生き方や考え方などによる各人の好みの違いによるということになる．食べるということに関しては，日本人は経済問題にそれほど制約されなくなったのである．

**エンゲル係数**

最後に，食料経済学における最も基本的で重要な概念であるエンゲル係数について説明しておこう．19 世紀のドイツの経済学者エンゲルは，当時の労働者階級の生活を詳細に観察した結果，以下のような有名なエンゲルの法則を発見した．

“家計費に占める飲食費の割合は家計費の高い世帯ほど低い”

この事実は，どこの国についても，どの時点についても成り立つだけでなく，一国の経済成長と飲食費の関係でも，さらに国際比較でも確かに成り立つことが明らかになっている．

家計費に占める飲食費の割合がエンゲル係数であるが，家計費と所得が比例的に変化すると考えれば，所得の上昇に伴って飲食費の割合が減少すると言い換えることが可能である．図8は，2010 年のわが国の年間収入 10 階層別のエンゲル係数であるが，確かに所得の上昇とともに飲食費の割合が低下している．

エンゲルの法則はなぜ成立するのであろうか．所得の上昇に伴うエンゲル係数の低下は所得弾力性の概念を使ってうまく説明することができる．飲食費は食料消費量に食料単価を掛けて求められるが，その値の所得に対する割合が低下するということは，先に説明した食料の需要量の所得弾力性も，食料の購入単価の所得弾力性も両方とも 1 より小さいという事実から明らかである．食料消費量の増加率も食料単価の上昇率も両方とも所得の増加率よりも小さいので，所得が増えれば増えるほど，飲食費の所得に占める割合が小さくなるというエンゲルの法則が成立することになる．

# Chapter 2 食生活の成熟

## 1. 食料消費の成熟

食料経済がさまざまな新しい要因を含む大きくて複雑な流れに成長し，フードシステムとよばれるようになったのは，日本人の食料消費が発展して成熟段階に達したからである．ところで，食料消費の成熟とはどういうことだろうか．

図 1 は，経済学だけではなく多くの分野で用いられている“成長曲線”である．人間の一生にたとえれば，幼児期から思春期のころまでは身長も体重も図のＡＢの部分のように急速に成長するが，20 歳を過ぎるころから成長の速度が次第に小さくなり，青年期を終わると身長も体重もほとんど変化しない壮年期に入る．この壮年期が，人間の場合の成熟段階であることはいうまでもない．この段階の特徴は，人間としてもっている能力が十分に発達し充実する一方，新しい方向への成長や変化が少なくなることである．

食料消費の成熟も，ほぼ人間の成長と成熟になぞらえて考えることができる．ただし人間の成長曲線の場合は横軸は年齢であり，生まれてから時間がたつに

図 1 成長曲線

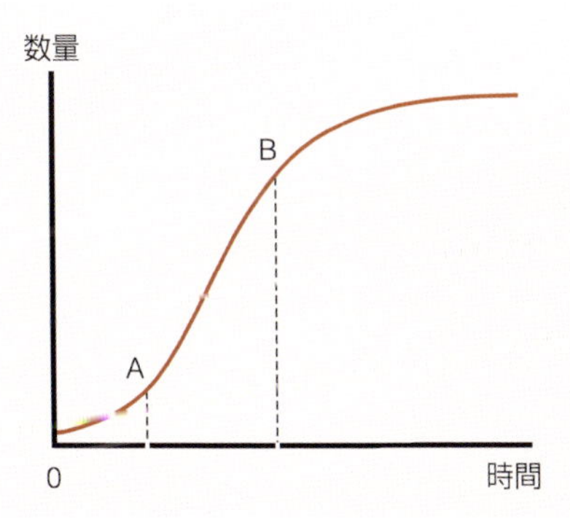

つれて成熟に向かっていくのであるが，食料消費の場合には横軸を経済発展の段階を示す指標である“一人当たり所得”にとったほうが実態によく合っている．つまり食料消費の成熟は，経済成長に伴って起こるのである．

人間の成長でもそうであるが，あらゆる面での成熟が同時に起こるわけではない．食料消費にもさまざまな側面があり，早く成熟段階に達する面もあれば，成熟の遅い側面もある．したがって，食料消費の成熟は経済成長のどこかで成熟が始まった後，長い成熟化の過程が続くと考えるほうがよい．

**成熟の段階**

食料消費の成熟は，生存のために必要な栄養が満たされることから始まるのはいうまでもない．栄養必要量が満たされる以前の段階では，食料経済だけではなく経済活動全体が，ともかく必要なだけの食料を求めてもがいている．空腹を満たすために，一切れでも多くのパンを求めている人口は，世界全体としては現在でも決して少なくない．日本でも，次節に詳しく述べるように，1950年代半ばまでは食料の不足が続いていたのである．

栄養必要量が一応満たされた後も，一人当たりの食料消費量はなお増加する．ともかく必要なだけの食料は与えられているというレベルから，食べたいだけ存分に食べることのできるレベルまではかなりの道のりである．しかし人間の消化能力には生理的な限界があるから，あるところまでくると一人当たり食料消費の量的な増加はストップする．

栄養必要量が満たされたところから，一人当たり食料消費量の増加が止まるところまでを，食料消費の成熟の第1期とみることができる．これはいわば成熟した食生活への入口であり，この時期を過ぎてから，本当の意味での食料消費の成熟が始まるといってもよい．つまり，食料消費の成熟の第1期は，飢餓からの解放によって始まり，飽食に達して終わるのである．

飽食の段階に達すると，食料消費は多くの面で変化が小さくなる．成熟した人間の身長や体重の変化が小さくなるのと同じことである．とりわけ消費量の物量としての変化は小さくなる．しかしすべての変化が止まるわけではない．食料消費の質的な内容が，ゆっくりと変わっていくのが成熟の第2期の特徴である．物量的な変化もなくなるわけではない．食料消費の質的変化は，品目別にみた食品の消費量の変化という形で現れるのである．

成熟の第2段階では，消費される食料の総量はもはや増加しないが，飲食費支出の金額は緩やかな増加を続けるので，食料1単位当たりの支出額，つまり食料の“単価”が高くなっていく．この単価の上昇は，食料消費の“高級化”と“高付加価値化”という2つの要因に分けて考えることができる．

## 2. 食料消費の高級化

食料消費の成熟の段階では，一人当たりの食料消費量は次第に飽和水準に近づいて，やがてほとんど増加しなくなる．ところで，“一人当たりの食料消費量”とは何のことだろうか．

この段階では，発展したフードシステムのもとで，食料消費の内容は非常に多様化している．米や肉などの農水産物，ソーセージやカップラーメンのような加工食品，弁当やおにぎりなどの中食，そして飲食店での外食，これらをひとつの数量としてとらえるためには，何か共通の尺度がなければならないが，最も一般的な尺度は，やはり食事エネルギーの量（カロリー）である．実際に，食料消費がある段階に達すると，食事エネルギーの摂取量はほとんど変化しなくなる．飲食費支出の増加分は，すべて1 kcal当たり支出額（カロリー単価）の上昇となるのである．

さて，食料消費の高級化について考えるためには，もうひとつの問題を解決しなければならない．それは“高級とは何か”という問題である．

前にも述べたが，フードシステムの供給する食料の品質を判断するのは，一人一人の消費者である．その判断の基準となるのは，最終的には個々の消費者の好みである．バターとマーガリンはどちらがより高級か，泥つきの産地直送品と，水洗いされパックされたスーパーマーケットの野菜とどちらがより高級か，こうした質問に対する答えは，人によって違うのが当然である．

個々の消費者の品質についての判断を総合的に示すのは，それぞれの食品の価格しかない．多くの消費者が高級であると判断する食品の価格は高くなる．言い換えれば，高品質とは高価格のことにほかならないというのが，市場経済の原則である．

**表1** 米と牛肉のカロリー単価比較（2015年）

| | 米 | 牛肉 |
|---|---|---|
| 1 kg 当たり食事エネルギー（kcal） | 3,580 | 2,590 |
| 1 kg 当たり支出金額（円） | 331 | 3,407 |
| カロリー単価(円/100 kcal) | 11 | 132 |

●家計調査および食品成分表より推計　　和牛用もも脂身つき

**カロリー単価の上昇**

このように考えれば，カロリー単価の上昇はすべて食品の高級化だということになるが，もう少し具体的にみると，カロリー単価の上昇をもたらしている食料消費の変化のなかには，高級化という表現にはふさわしくないケースがあることがわかる．たとえば，小売店で買う米のカロリー単価は，コンビニエンスストアで買うおにぎりのカロリー単価よりも安いが，米の高級化したものがおにぎりだということはいかにも不自然である．

この場合のカロリー単価の上昇は，品質の高級化によるものではなく，おにぎりを作る調理の費用が付加されているからである．家庭でトンカツを作るための材料のカロリー単価よりデパートの総菜売場で買うトンカツの単価が高いのも同様である．このように加工や調理の付加されることによるカロリー単価の上昇は，高級化とは区別したほうがよい．これが3節 (p 37) で述べる“高付加価値化”である．

さて，本来の意味での高級化にも，大きく分けて2つのタイプがある．そのひとつは，穀物から畜産物への変化である．所得水準が上昇し食料経済が発展するにつれて，牛乳や肉などの畜産物の消費が増加するのはよく知られた事実である．そして**表1**に示すように，畜産物のカロリー単価は一般的にいって穀物のカロリー単価よりも高い．多くの消費者が穀物よりも肉に高い価格を支払うのは，穀物よりも肉のほうが美味だからである．つまり食品としての畜産物は穀物よりも高級であり，穀物から畜産物への移行は，どこの国でもみられる食料消費の高級化である．

**図2**は，一人当たり所得水準と動物性食事エネルギーの関係を示したものである．所得水準が高まるにつれて畜産物の消費が増加するという傾向がはっき

図2 動物性カロリー摂取量の国際比較（2010年）

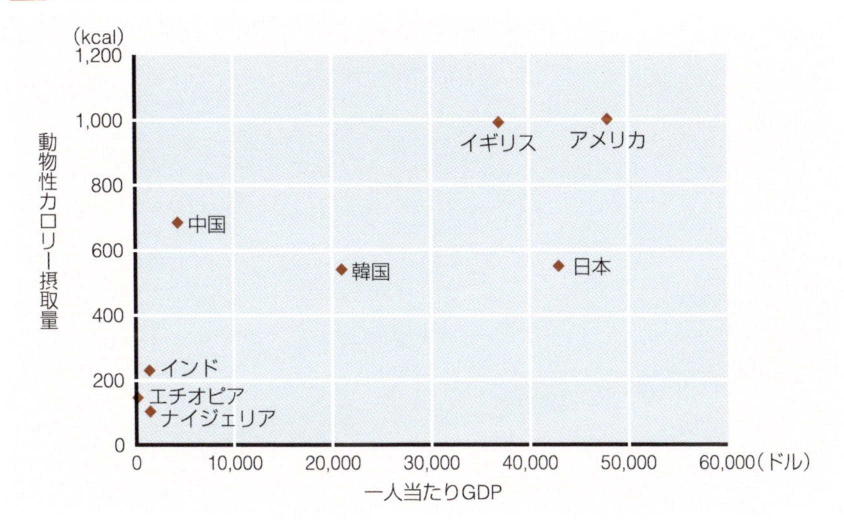


●国連：世界統計年鑑，FAO：食料需給表

表2 畜産物の食事エネルギー 1 kcal 生産に必要な飼料穀物エネルギー

| 鶏卵 | 鶏肉 | 牛肉 | 牛乳 | 豚肉 |
|---|---|---|---|---|
| 4kcal | 4kcal | 11kcal | 8kcal | 6kcal |

● FAO, World Food Summit 1996

りと表れている．図2のなかで，日本は特異な位置にあるが，これについては10章で述べる．

ところで，穀物よりも畜産物のカロリー単価が高いのは，穀物を飼料として用いて家畜を飼育する費用が付加されているからである．この費用のなかには，穀物のもっている食事エネルギーの大きな部分が家畜の生育・成長のために消費されて失われてしまうという要因が含まれている．表2に示すように，畜産物 1 kcal を生産するためには，数キロカロリーの穀物が必要なのである．

このように考えると，穀物から畜産物への変化は高付加価値化であるとみられなくもないことがわかる．もともと高級化と高付加価値化とは，食料の単価の上昇という同じ事実の2つの側面であり，それほどはっきりと区別すること

**図3** 年間一人当たり米消費量

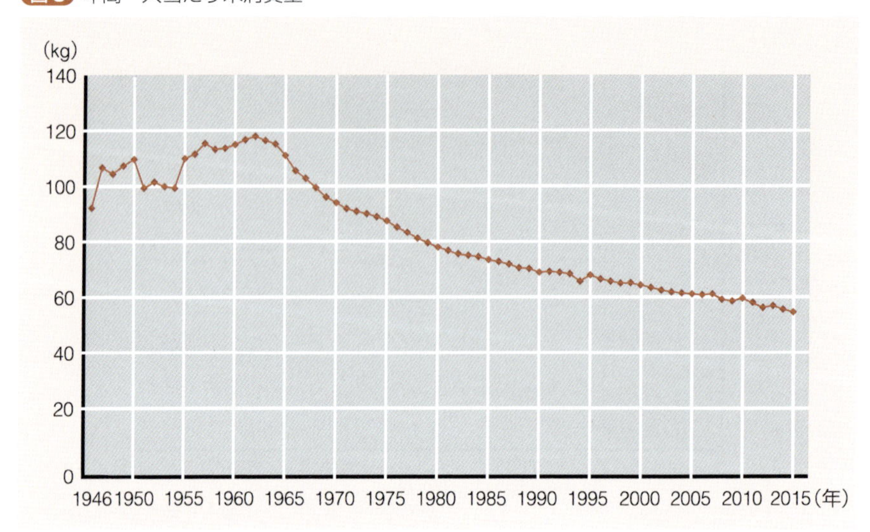


●農林水産省：食料需給表

のできるものではない．

高級化の第2のタイプは，同一の食品についての品質の向上である．日本人の食生活における典型的な例をひとつだけあげると，それは米の品質向上である．日本人の一人当たり米消費量は**図3**に示すように1962年にピークに達し，その後は一貫して減少している．2015年の一人当たり消費量は約55 kgで，1962年の118 kgの半分を下回っている．

**米消費の減少傾向**

米の消費量の量的な変化は以上のとおりだが，消費量の変化とならんで品質も大きく変化した．1960年以前にはともかく十分な量の米があればよかったのに対して，1962年をピークに消費量が減少しはじめてからは，味のよい米が需要されるようになった．このことは，稲作技術のほうからみるとよくわかる．

1950年代の稲作技術では，多収穫，つまり収量を高めることにもっぱら重点がおかれていた．品種改良も，栽培技術も，収量の向上を目的としていた．ともかくも混ぜもののない“白いごはん”が十分食べられるかどうかが最大の問題だったのである．

皮肉なことに，多収穫の技術がピークに達したと同じころに，一人当たりの米消費量もピークに達し，それ以降は減りはじめた．その当然の結果が米の生産過剰である．米の生産を抑制するため水田に稲を作付けしない“減反政策”が，1970年以降現在まで続けられている．

稲作技術の目的は，収量の向上から品質の向上に移った．1969年に多収穫を競う“米作日本一”のコンクールが廃止されたのは，それを象徴するようなできごとであった．今日では，コシヒカリに代表される味のよい“銘柄米”が稲作面積の大部分を占めている．収量より品質に重点のおかれている銘柄米は，気象変動に対する抵抗力が弱い．1993年には冷夏のため，平年収量の26％減収という大不作となり“平成米騒動”といわれるほどだったが，銘柄米の作柄の不安定さも不作の原因のひとつであったと考えられる．

しかし国産米の減産を埋め合わせるために政府が緊急輸入した外国産米の多くは，売れ残ってしまった．日本の消費者は，好みに合わない輸入米を食べるよりは，米以外の食品を食べるほうを選んだのである．ここにも，米消費の高級化がはっきりと現れている．

このような食品の高級化は，米だけではなく日常の食生活のなかでいくらでも指摘することができる．ハムやソーセージの品質もずいぶんよくなっているし，リンゴやミカンなども大きくなり美味になった．大学の学生食堂の定食なども，米が不足だったころとは比べものにならないほどよくなっている．

## 3. 食料消費の高付加価値化

**付加価値とは何か**

最初に“付加価値”という言葉の正確な意味を説明しておこう．付加価値というのはマクロ経済学のキーワードであって，付加価値の総額が国内総生産（GDP）である．食パン製造企業（Aベーカリーとする）を例にとって，付加価値の意味を示したのが**表3**である．表では，食パン製造のための費用を原料小麦粉代金，光熱水道料金および人件費としてある．実際にはこのほかにもいろいろの項目をあげなければならないのだが，ここでは説明を簡単にするために割愛した．

Aベーカリーの付加価値は，食パンの生産額100万円から原材料費の小麦粉代

**表3** Aベーカリーの付加価値（仮説例）

| | | |
|---|---|---|
| 食パン生産額 | ① | 100万円 |
| 原料小麦粉使用額 | ② | 50万円 |
| 光熱水道料金 | ③ | 10万円 |
| 付加価値 | ④ | 40万円 |
| 人件費 | ⑤ | 30万円 |
| 利潤 | ⑥ | 10万円 |

④=①−②−③
⑥=④−⑤

金と光熱水道料金を差し引いた40万円である．この40万円から人件費を引いた10万円がAベーカリーの利潤となる．市場経済においては，企業の目的は利潤であり，企業経営上は生産額から人件費を含むすべての費用を差し引いた残余が重要である．この残余がプラスにならなければ，企業経営は成り立たない．

しかしながら，国民経済全体のマクロ的観点からすると，企業がどれだけの利益を出すかどうかではなく，企業がどれだけの生産をしたか，つまりGDPの生産にどれだけの貢献をしたかが問題である．それが付加価値40万円なのである．

この場合，企業の生産額100万円を全部付加価値としないで，それから原料小麦粉の使用額と光熱水道料金とを差し引くのは，小麦粉や電力はAベーカリーが生産したものではなく，他の企業が生産したものだからである．Aベーカリーの企業活動を国民経済の立場からみると，そのGDPに対する貢献は40万円分であり，他の60万円は，製粉企業や電力会社の貢献分である．Aベーカリーはその企業活動によって，40万円の新しい価値をGDPに付け加えたと考えて，これを付加価値とよぶのである．

**カレーライスの高付加価値化**

次に食料消費の高付加価値化を，**表4**のカレーライスの例で説明しよう．

**表4**でA，B，C，Dの順にフードシステムの供給する商品が高付加価値化していることは，誰にでもすぐわかるであろう．輸送・流通業の付加価値を別にすると，Aではカレー粉と農産物がフードシステムから消費者に供給されているのに対し，Bではカレー粉からルウを作る過程が，家庭からフードシステムに

**表4** カレーライスの例

| 消費者の購入品 | 家庭内調理 |
| --- | --- |
| A：カレー粉・小麦粉・野菜・肉などすべての材料 | すべてを家庭で調理 |
| B：カレーのルウ・野菜・肉など | 市販のルウを使用して調理 |
| C：レトルトカレーを購入 | レンジで加熱 |
| D：レストランでカレーを注文 | なし |

移されている．C ではさらにルウと肉・野菜からカレーを作る過程がフードシステムに移されている．そして D では，フードシステムがすべてを行って，消費者は純粋に食べるだけである．

もし，もともとの材料が同じものであるとすれば，同じ一皿のカレーライスに対して消費者が支払う金額は A，B，C，D，の順に高くなるはずである．その高くなった分の差額がそれぞれの調理過程でフードシステムが付け加える付加価値であることはいうまでもない．

カレーライスの例でよくわかるように，食料消費の高付加価値化は，食料経済の外部化と密接に関係した変化である．家事労働は金額評価されず GDP にも入らないが，調理が外部化されてフードシステムの手に移されると，それは金額評価され，付加価値となり，GDP に算入されるのである．

このように，食事の準備が家庭からフードシステムに移されることによる高付加価値化の例は，身近にいくらでもある．コンビニなどで販売されている弁当やおにぎり，天ぷらやトンカツなどの総菜類，ファミリーレストランでの食事など，その多くは以前は家庭で作られていたものが，現在ではフードシステムによって供給されているのである．

**高付加価値化とフードシステム**

しかしながら，食料消費の高付加価値化は，そのすべてが食料経済の外部化と重なっているわけではない．フードシステムは家庭での調理を取り込んで外部化するだけではなく，それまで家庭では作られることのなかったさまざまな新しい食品を創造したり，それまでにはなかった新しい食品輸送や販売の方法を作り出したり，あるいは新しいタイプの飲食店を開発したりすることによっても発展したのである．

1958 年の“チキンラーメン”の発売から始まった即席めん類は，ラーメン屋でラーメンを食べることから考えるとむしろ外部化の逆方向であるが，消費量の拡大によってフードシステムの発展をもたらした．その結果，日本人の食料消費が高付加価値化したことはいうまでもない．

1970年の初め，すかいらーく1号店が府中市の郊外に店を開き，日本マクドナルド1号店が銀座4丁目の交差点に開店したころから始まるチェーンレストランも，従来の飲食店とはまったく違ったタイプの外食をアメリカから日本に持ち込むことによって，フードシステムを拡大し，食料消費の高付加価値化を進めた．それは食料経済の外部化であるには違いないが，単にこれまで家庭内で行われたことをビジネス化したというだけではない．そのビジネス化の決定的な要因は，それまでになかった食料消費の形態の開発，つまりイノベーション（技術革新）である．

## 4. 日本における食料消費の成熟

先に述べたように食料消費の成熟にはいろいろの側面があり，成熟の時期も異なっていて，成熟化の過程そのものがある期間にわたって継続するものである．ここでは，いくつかの基本的な統計資料を用いて，日本の食料消費における成熟の第1期がいつごろであったのかを検討しよう．

**食生活成熟の第1段階**

成熟の第1期は，食料不足の解消によって始まるが，**図4**はその時期をみるために一人当たり食事エネルギー供給量（DES）の推移を示したものである．食事エネルギー供給量は，フードシステム側のデータによって，平均一人1日当たり何kcalが供給されたかを推計したものである．調理の際のロスや，食べ残しなどがあるので実際の摂取量とは必ずしも一致しないが，摂取量そのもののデータをとるのは非常に難しいので，多くは供給量で代用している．

フードシステムの側のデータによる食料供給の統計は，「食料需給表」とよばれていて，食事エネルギーの総量だけではなく品目別の供給量やたんぱく質その他の栄養供給量なども含んでおり，また国連の食糧農業機関（FAO）によって世界各国のものが共通の形式でとりまとめられているので，食料経済の研究上，最も基本的な資料である．

さて**図4**をみると，一人1日当たり食事エネルギー供給量は第二次大戦直後

図4　一人1日当たり食事エネルギー供給量

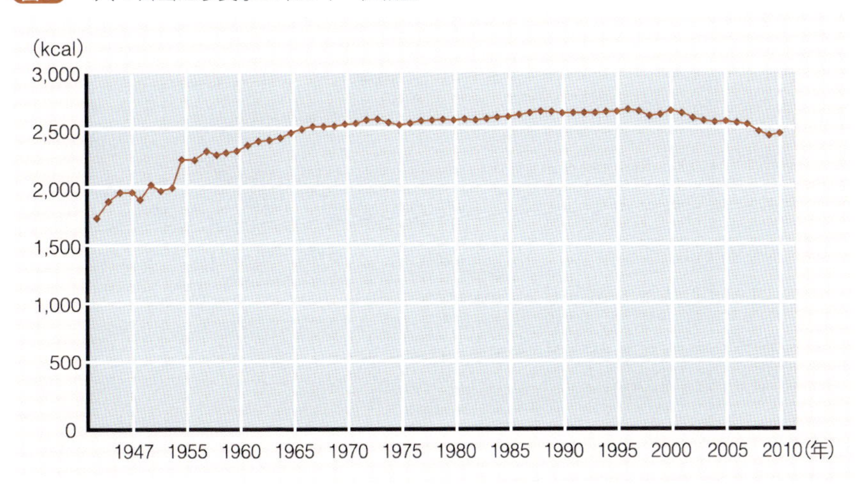


●農林水産省：食料需給表

の非常に低い水準からスタートして，1955年を過ぎると一応の安定を示している．この時期にともかく生活のために必要な最小限の食料が供給されるようになったとみてよい．1955年のDESは2,216 kcalである．

しかしながら，この後もDESは少しずつ増加を続けている．図4に明らかなように，DESの増加がほとんど停止してしまうのは1970年代に入ってからである．1973年のDESは2,569 kcalであるが，その後は少しずつ減少して，1984年になるまでこの水準に戻らない．

以上述べたことから，一人当たり食事エネルギー供給量でみると，日本における食料消費成熟の第1期は1955年ごろに始まって1970年代の初めに終わったと考えられる．1970年代の中期以後は，食料消費の量的な拡大がほとんどなくなり，飲食費支出の増加分がもっぱら高級化と高付加価値化に向けられる成熟の第2期である．

図5は，横軸に一人当たり実質総消費支出をとり，縦軸に一人当たり実質飲食費支出をとったグラフである．この間の物価変動の影響を取り除くために，総消費支出も飲食費支出も「消費者物価指数」で調整してある．

図5をみると，第二次世界対戦後の日本の食料消費は4つの時期に分けられ

図5 総消費支出と飲食費支出の関係（2015年価格）

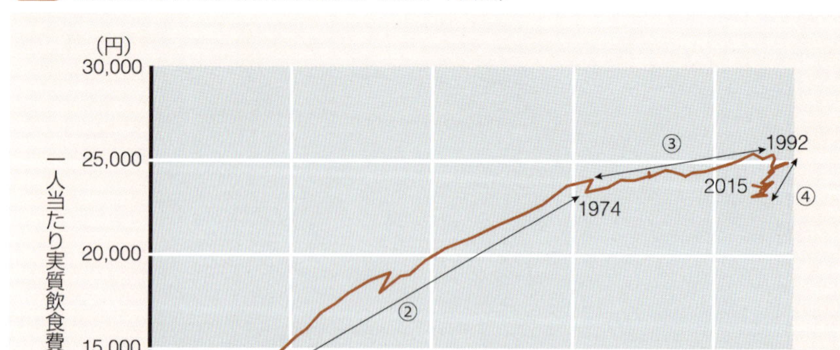

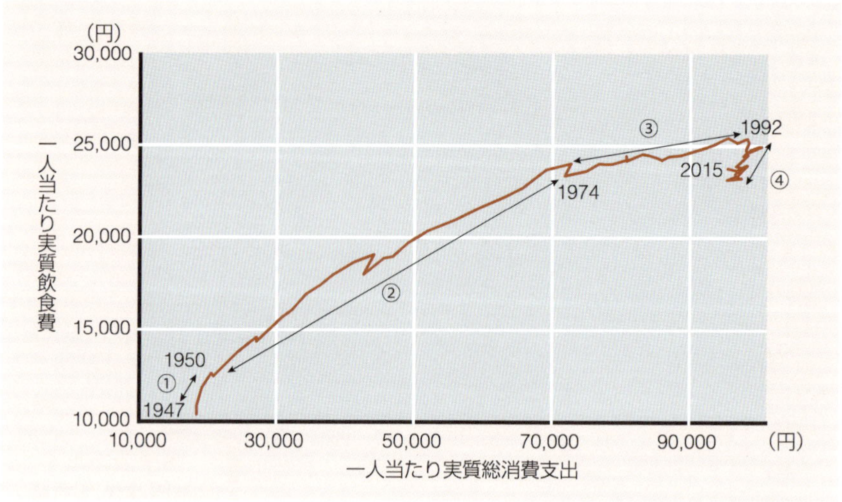

●家計調査（二人以上全国全世帯）

るようである．まず1950年までの敗戦直後の時期（図の①期）は，飲食費支出が年々急激に増加していて，所得の増加分がまず食料消費に向けられたことが示されている．この時期に日本が飢餓に近い食料不足に苦しんだことは誰でも知っているとおりである．

1950年から1970年ごろまでの20年間（②期）には，1950年までとは違うけれども，やはり飲食費支出がかなりの速度で増加している．しかしその増加速度は後半の1960年代には，前半よりもだいぶ低くなっている．この期間が，日本の食料消費成熟の第1段階であると考えることができる．

**食生活成熟の第2段階**

1970年代の半ば以後の③期は，総消費支出の増加速度も小さくなっているが，飲食費支出の伸びは，それよりもさらにゆっくりしたものとなっている．食料消費は明らかに成熟の第2段階に入っていることが**図5**からも読み取れる．最後の④期は，バブル崩壊以後の長引く不況期で，所得の減少に伴い消費支出も食費も低下していることを現している．

**図6**は，実質飲食費支出を食事エネルギー供給量で割って求めたカロリー単

図6 カロリー単価の推移（2000年＝100）

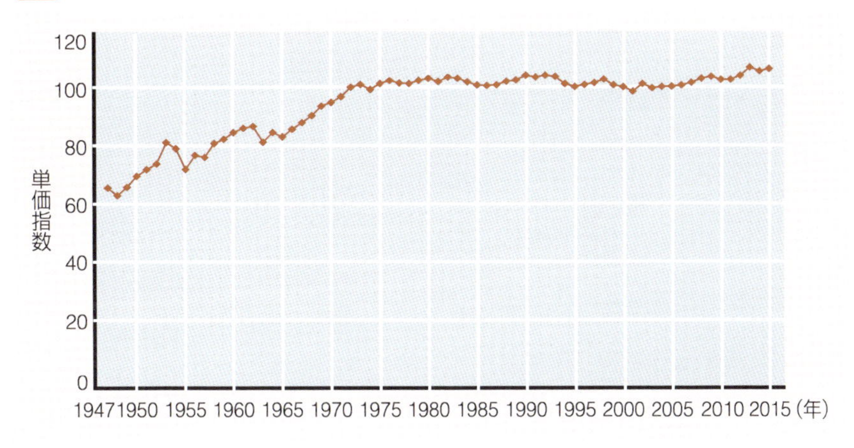


●家計調査および食料需給表

価の推移を示したものである．このカロリー単価は調査方法の異なるいくつかの統計を合わせて推計したものであるから，その精度には問題が残っているが，おおよその傾向はとらえているはずである．

図6をみると，まず1947年から1953年まではカロリー単価が急速に上昇している．この理由は十分にはわからないが，ひとつ考えられるのは，敗戦直後の極端に食料事情の悪かった時期には，普段は食べられないような品質の悪い食料まで消費されていたことである．それが正常な品質にまで回復する過程で，単価の上昇があったのではなかろうか．

1953年から1965年のころまでは，カロリー単価は不規則に変動するだけで，はっきりした傾向を示していない．この時期には，まだ食料消費の量的な増加があったと考えられるから，図6を図4や図5と合わせて考えると，日本の食料消費は60年代の半ばまでに量的にはほぼ十分な水準に達したと判断できそうである．

1965年から73年までの時期には，カロリー単価は着実に上昇している．この時期は先に図3でも示したが，米の消費が減って肉の消費が増加し，食料消費の高級化の第1のタイプ，つまり穀物から畜産物への移行が急速に進んだと考えられる．

図7 エンゲル係数の推移

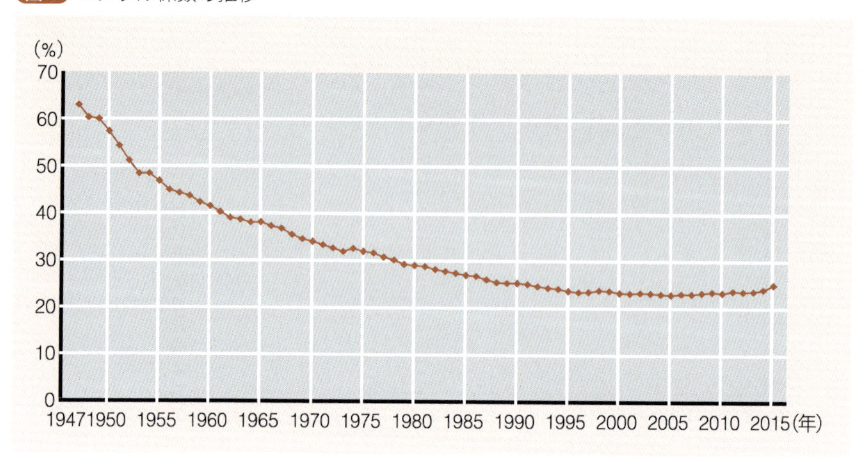


●家計調査年報（二人以上全国全世帯）

表5 エンゲル係数の国際比較（2000年）

| | 一人当たりGDP（$） | エンゲル係数（%） |
|---|---|---|
| 日本 | 37,494 | 14.5 |
| 韓国 | 9,782 | 15.3 |
| イラン | 4,690 | 33.4 |
| インド | 476 | 43.1 |
| フィリピン | 988 | 49.7 |
| ベネズエラ | 5,017 | 31.5 |
| メキシコ | 5,805 | 24.4 |
| イギリス | 24,058 | 9.6 |
| アメリカ | 34,637 | 7.2 |

●図2に同じ

1970年代の中頃以降は，カロリー単価はわずかながら上昇を続けるものの，その上昇率はごく低く，ことに1990年代に入ってからはほとんど変化がみられなくなっている．食料消費は成熟の第2段階に達して，高級化の第2のタイプや高付加価値化がゆっくりと進んでいるとみられる．

次に**図7**は，エンゲル係数の推移を示したものである．1947年のエンゲル係数は60％であり，これは**表5**に示す国際比較データからみると，インドやフィリピンなど，2000年の一人当たりGDPが1,000ドル以下という最も貧しい国よりも高い水準である．終戦直後の時期の日本の食料消費水準が最低のレベルにあったことがエンゲル係数の面からも確認される．

しかしながら，経済が復興するにつれて日本のエンゲル係数は急速に下がり，1955年には50%を下回って48.4%となった．先に**図4**でも示したように，ほぼこの時期に日本は食料不足を一応解消したものと考えられる．

エンゲル係数の低下は，その後も続いているが，1973年から数年間は34%くらいではとんど変化がない．この時期は**図4**の食事エネルギー供給量でもひとつの転期となっている．エンゲル係数は「家計調査」から計算したものであり，食事エネルギー供給量は「食料需給表」によるものである．このまったく異なった2つの統計から1973年ころが日本の食料経済のひとつの転換期であることが読み取れるのは，なかなか面白いことである．1970年代の半ばごろ

**表6** 食料をめぐる主なできごと

| 年代 | できごと |
|---|---|
| 1955～59年 | ●電気炊飯器発売<br>●インスタントラーメンの登場<br>●スーパーマーケットの登場 |
| 1960～69年 | ●インスタントコーヒーの登場<br>●米の一人当たり消費量ピークの118.3kg/年<br>●ファミリーレストラン・チェーンの登場<br>●ファーストフード店の登場<br>●レトルトパックのカレー登場<br>●冷蔵庫の普及率90%を超える |
| 1970～79年 | ●卸売市場法制定<br>●レトルト食品急成長<br>●カップめんの登場<br>●第1次石油危機<br>●コンビニエンスストアの登場<br>●低温流通技術の本格化<br>●持ち帰り弁当チェーンの登場<br>●宅配便の登場<br>●第2次石油危機 |
| 1980～89年 | ●POS（販売時点情報管理）の導入<br>●電子レンジの普及率40%<br>●宅配ピザの登場<br>●電子レンジ用食品の新製品が相次ぐ<br>●バーコードの普及 |
| 1990～99年 | ●電子レンジの普及率79%<br>●食管法廃止・食糧法スタート<br>●食料・農業・農村基本法成立<br>●食品表示制度の大幅改正<br>●有機食品の検査認証制度の創設 |
| 2000～09年 | ●食品リサイクル法制定<br>●新しい食生活指針の策定<br>●BSE牛の発生<br>●食品安全基本法制定<br>●食品安全委員会創設<br>●牛トレーサビリティ法制定<br>●食育基本法制定<br>●残留農薬等のポジティブリスト制度導入<br>●消費者庁・消費者委員会発足 |
| 2010年～ | ●口蹄疫の発生<br>●米トレーサビリティ法制定<br>●食品表示法制定<br>●東日本大震災・福島第一原発事故の発生<br>●和食がユネスコ無形文化遺産に登録<br>●食料自給力指標の公表<br>●地理的表示保護制度の登録開始<br>●食品表示法制定 |

注）食品事故については10章の表4を参照

●食料・農業・農村白書，その他

を，食料経済の成熟の第 2 の始点とみてよいことがエンゲル係数からもわかるのである．

1970 年代は，固定為替レートの変動相場制移行（ニクソン・ショック）と，中東産油国による急激な原油価格の引き上げ（オイル・ショック）によって，日本経済の全体が大きく揺れ動いた時期である．このショックを経験して，日本経済はそれまでの“高度成長”から，1980 年代以降の“安定成長”へと移行した．

高度成長から安定成長への移行は，直接には外からのショックによるものであるが，一面においては，日本経済の成熟を示すものでもある．国民所得水準が高くなり，成長が緩やかになったのである．その意味では食料経済は日本経済の全体よりも一歩早く成熟段階に到達したと考えることもできる．まさにそのことを裏づけるように，徐々にではあるが減少し続けていたエンゲル係数が 1995 年以降，23 % 台で安定することになった．ところが景気が回復し始めた 2013 年以降，エンゲル係数が上昇し始めていて，これまでの経験則と逆の現象が観察される．今後の動きに注目したい．

食料消費の成熟について，これまで統計データによって検討してきたが，その結果，日本ではおおよそ 1955 年から 1973 年ごろまでが成熟化の第 1 期であると判断された．**表 6** は，フードシステムや食料消費の実態面の主なできごとを整理したものである．チキンラーメンの発売(1958 年)，スーパーマーケット 5,000 店（1963 年)，家庭用電子レンジ発売（1966 年)，すかいらーく，ケンタッキー・フライド・チキン，小僧寿し 1 号店（1970 年)，セブン-イレブン 1 号店（1974 年）など，現在の日本の食生活の姿が，この時期にできはじめたことがよく表れている．

# Chapter 3 食料消費パターンの変化

## 1. 食料消費構造の変化

2章でみたように，食生活の成熟の第1期は，高度経済成長による国民所得の急上昇とともに始まった．そして，1970年代中期には食料消費の量的拡大は止まり，それ以後の変化は質的にゆっくりしたものになった．わが国の食生活は成熟の第2期に入ったのである．本章では，この第2期以降の食生活のゆっくりした質的な変化の具体的な内容をみていくことにしよう．

### 費目別の飲食費構成の変化

**表1**に1980年から2015年までの食生活の主要な変化をまとめてある．エンゲル係数は，この間に29.0％から25.0％へと大幅に低下し，供給カロリーも減少し2,500 kcalを下回っている．一方，1 kcal当たり実質飲食費は一時期減少したが，2000年以降増加傾向にある．

**表1** 食生活の主要な変化

| | 1980年 | 1990年 | 2000年 | 2005年 | 2010年 | 2015年 |
|---|---|---|---|---|---|---|
| 一人当たり実質飲食費[1]（1980＝100） | 100.0 | 104.1 | 100.2 | 97.7 | 95.0 | 97.2 |
| エンゲル係数[1]（%） | 29.0 | 25.4 | 23.3 | 22.6 | 23.3 | 25.0 |
| 供給カロリー[2]（kcal） | 2,561 | 2,628 | 2,645 | 2,573 | 2,447 | 2,416 |
| 脂肪カロリー比率[2]（%） | 25.5 | 28.4 | 28.7 | 28.9 | 28.3 | 29.5 |
| 1 kcal当たり実質飲食費[3]（1980＝100） | 100.0 | 101.0 | 97.2 | 97.3 | 99.5 | 103.1 |
| 調理食品比率[1]（%） | 6.0 | 8.4 | 10.6 | 11.8 | 11.9 | 12.6 |
| 外食費比率[1]（%） | 13.7 | 16.0 | 16.6 | 16.7 | 16.9 | 16.7 |

1）総務庁：家計調査
2）農林水産省：食料需給表
3）一人当たり実質飲食費÷供給カロリーを1980＝100とした指数

質的変化のなかで最も大きな変化は，食生活の外部化である．家庭内で行われていた調理のかなりの部分が調理食品や外食によって代替されるようになった．調理食品と外食費の合計額の飲食費に占める比率は，1980 年に 19 % であったが，2015 年には 29 % へと大幅に増大している．

**図 1** は「家計調査」によって 1980 年から 2015 年までの飲食費の費目別構成比を描いたものである．「家計調査」は毎年全国の 2 人以上世帯約 8,000 世帯と単身者世帯約 700 世帯をサンプルにとり，家計収支編では家計の収入と支出のデータを，また貯蓄・負債編では貯蓄・負債の現在高などを調べており，これを使って飲食費支出の内容を詳しくみることができる．

**図 1** によれば，この期間全体で，穀類，魚介類，野菜・海藻，果物の 4 費目の構成比が減少している．穀類と魚介類の減少はとりわけ著しい．肉類も減少していたのだが，2000 年代になり増加することとなった．一貫して増加傾向のみられた項目は，油脂・調味料，調理食品，飲料，外食の 4 費目であるが，このなかでは調理食品の増加がきわだっている．これに対し 1990 年まで急激に増加してきた外食費はバブル崩壊以降その増加幅は小さくなり，ついに 2015 年には減少した．最近の調理の簡便化による食生活の外部化が外食ではなく調理食品によって主に進んでいることを示している．

また，全体的に最近になるほど変化の幅は小さくなる傾向がみられ，特に 1995 年以降については多くの費目でその構成比は安定しており，食生活は外部化を別にすると大きな変化はなくなってきているようにみえる．

**個別食品の一人当たり消費量の変化**

「家計調査」では，この 12 費目別だけではなく，家計の支出を個別の品目にまでさかのぼってみることができる．飲食費も，米，パン，牛肉，大根のように約 200 の個別食品について消費金額を知ることができ，さらにそのなかから約 120 の食品については，消費金額だけでなく消費量および購入単価も示されている．

そこで，食生活の変化を個別食品の一人当たり消費量の変化としてとらえ，成熟によって食生活に起こっている変化の内容をさらに具体的にみてみることにしよう．

**表 2** は，1963～97 年までの 35 年間に個別食品の一人当たり消費量がどのように変化したかを調べた結果である．表ではこの 35 年間を 6 期（1 期：1963～

**図1** 飲食費構成比の変化

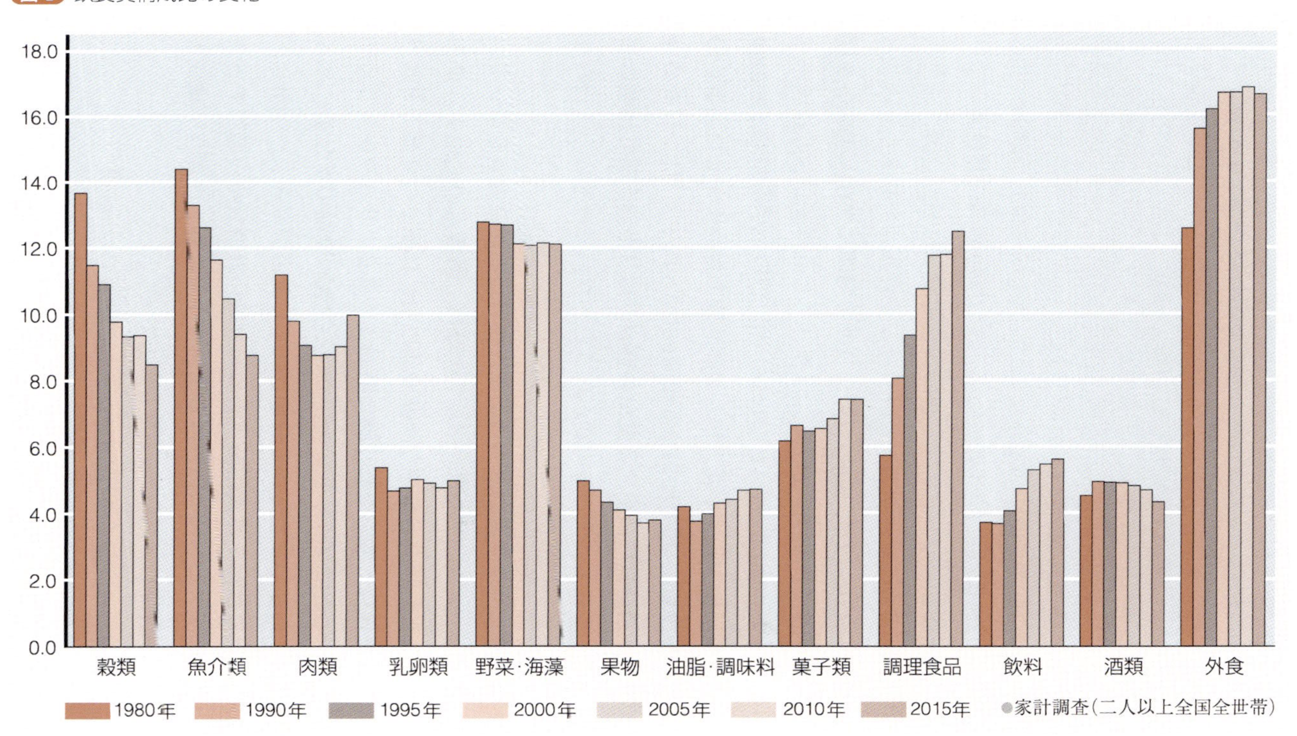


●家計調査（二人以上全国全世帯）

表2 消費量の変化（%）

| | 増加 | 減少 | 不変 | 合計 |
|---|---|---|---|---|
| 1期（1963〜68年） | 53.1 | 28.3 | 18.6 | 100.0 |
| 2期（1969〜74年） | 45.8 | 35.0 | 19.2 | 100.0 |
| 3期（1975〜80年） | 28.3 | 41.7 | 30.0 | 100.0 |
| 4期（1981〜86年） | 26.0 | 46.3 | 27.6 | 100.0 |
| 5期（1987〜92年） | 21.5 | 51.4 | 27.1 | 100.0 |
| 6期（1993〜97年） | 38.5 | 31.7 | 29.8 | 100.0 |

●時子山ひろみ：フードシステムの経済分析．日本評論社，1999．

1968，2期：1969〜1974，3期：1975〜1980，4期：1981〜1986，5期：1987〜1992，6期：1993〜1997）に分けている．

これによると1960年代には，全体の半数以上を占める53.1％の食品の一人当たり消費量が増加していた．しかし，時間の経過とともに消費量の増加する食品の数は減少し，5期では21.5％に減少している．反対に，時間の経過とともに一人当たり消費量の減少する食品の割合が増加し，5期では全体の約5割を占めるに至っている．またこの間，2〜3割の食品ではその一人当たり消費量はほとんど変化していない．

つまり，基本的な食品の一人当たり消費量はかなり安定していて，全体の約2〜3割の食品はこの35年間変化していない．消費量の変化する食品については，はっきりした傾向があって，1970年以前には多くの食品で一人当たり消費量が増加したけれども，それ以降は増加する食品よりも減少する食品のほうが多くなった．最近になっても増加している少数の食品のほとんどは，以前は“その他の品目”のなかにまとめて分類されていたものである．しかし，バブル崩壊後の6期目には，それまで減少しつづけていた消費量の増加する食品の割合が増加し，増加しつづけていた消費量の減少する食品の割合が減少しており，それまでの30年間とは異なる動きがみられる．

## 2. 高級化，簡便化，多様化，健康・安全指向

この 35 年間に個別食品の約 7 割について，一人当たり消費量が変化していることをみたが，この変化から食生活の変化がどの方向へ進んでいるかを考えることにしよう．

食生活変化の方向については，食の多様化，簡便化，個食化，孤食化，ファッション化などこれまで多くのことがいわれてきた．ここではこれらを参考に，変化の方向を高級化，簡便化，多様化，健康・安全指向の 4 つにまとめる．そして，その内容を具体的に定義した後，その定義に従って，個別の食品の消費量の変化が 4 つの方向のどれに当てはまるかを調べ，食生活の変化の方向を数量的に示してみよう．

**高級化**　所得の上昇によって起こる変化の方向で，次の 3 つのサブグループに分けることができる．

i ）穀類から畜産物への移行のように，カロリー単価の低い食品群からカロリー単価の高い食品群への移行．

ii ）サバからブリへの移行のように，同種の食品群のなかでより単価の高いものへの移行．

iii ）標準価格米からコシヒカリなどの銘柄米へのように，同一の食品のなかでより単価の高いものへの移行．

**簡便化**　調理の外部化によって起こる変化の方向で 2 つのサブグループがある．

i ）イモや大豆のような調理に手間のかかる食品から，すぐ食べられるサラダ用の野菜への移行のように，家庭内での調理費用の大きい食品から小さい食品への移行．

ii ）総菜を買ってきたり外食をしたりすることによる調理の直接的な外部化．

**多様化**　いろいろな食品が利用されるようになることで起こる変化の方向で 3 つのサブグループがある．

i ）従来の米とパン中心の主食に各種のめんやシリアル類が加わったように，同種の食品の少品目大量消費から多品目少量消費への移行．

ii）新食品の開発や新しい輸入食品のような，これまでになかった食品の参入.

iii）ビールやソーセージにみられるような食品の製品差別化（6 章参照）の発展.

**健康・安全指向** 高齢化と食生活の成熟がもたらした変化の方向と考えられ，次の 2 つのサブグループがある.

i）緑黄野菜や海藻などの健康によい食品の増加.

ii）同一食品のなかで，糖分や塩分，脂肪分の摂りすぎに配慮した低糖・低塩・低脂肪食品や，無農薬・低農薬・有機栽培野菜などへの移行.

これらの定義に従って，各期の一人当たり消費量の変化が 4 つの食生活変化の方向のどれに当てはまるかを調べた結果が**表 3** である.

これによれば，1960 年代の変化は予想どおり，高度成長による所得の急上昇がもたらした高級化が主要な変化の方向であった．第 1 期では，一人当たり消費量変化の 34.8 % が高級化によってもたらされた変化であった．しかし，所得の上昇によって一定の消費水準が確保されるとともに高級化は急激にその影響力を失っている．食生活における所得の役割が低下してきているのである．これ以降は，高級化に代わって多様化と健康指向による食生活の変化が重要になってきている.

1970 年代後半から重要性を増す多様化の原因としては，消費者の選択とならんで供給側が積極的に消費者の要望に応えたという面も大きい．たとえば，1970

**表 3** 食生活変化の 4 つの方向（%）

| | 高級化 | 簡便化 | 多様化 | 健康・安全指向 | その他 | 合計 |
|---|---|---|---|---|---|---|
| 1 期（1963〜68 年） | 34.8 | 18.5 | 31.5 | 4.3 | 10.8 | 100.0 |
| 2 期（1969〜74 年） | 25.8 | 17.5 | 28.9 | 9.3 | 18.5 | 100.0 |
| 3 期（1975〜80 年） | 19.0 | 23.8 | 34.5 | 10.7 | 11.9 | 100.0 |
| 4 期（1981〜86 年） | 15.7 | 22.5 | 29.2 | 19.1 | 13.4 | 100.0 |
| 5 期（1987〜92 年） | 14.1 | 30.8 | 20.5 | 16.7 | 18.0 | 100.0 |
| 6 期（1993〜97 年） | 9.6 | 31.5 | 28.8 | 17.8 | 12.2 | 100.0 |

●表 2 に同じ

年代には食品工業によって冷凍調理食品やレンジ対応食品など，それまでになかった各種の新製品の開発が進められた．また，いったん消費者に受け入れられた食品では，競って多くの差別化製品が発売され多様化が一層進んだ．

国内の新製品の開発だけでなく，輸入によってこれまで日本にはなかった野菜や魚も導入されるようになった．特に 1980 年代の後半からは円高を契機に，野菜や魚などの農水産物だけではなく加工食品の製品輸入も急増している．そのほか，最近ではバイオテクノロジーや各種の新技術による新食品の導入によっても食品選択の可能性がますます多様化され，消費者の選択の幅が大きく広がってきている．

多様化とともに重要性を増してきたのは健康・安全指向である．この傾向が強まったのは，食生活の成熟化と同時に人口の高齢化により人々が健康や安全により一層関心を払うようになってきたことが第一の要因である．骨粗鬆症予防のための乳製品消費の増大や，生活習慣病の増大によって日本型食生活が改めて見直されてきているのもこの傾向を反映している．

健康・安全指向についても，フードシステムは消費者ニーズに積極的に対応している．消費者の安全で健康によい食品を食べたいという要望に応えて，有機栽培や無農薬，低農薬栽培による農産物が供給されるようになってきた．そしてこのような農水産物の場合には，消費者と生産者が直接結びつき，市場を通さない産直販売や契約販売といった新しい流通経路をも生み出している．生産者にとっては価格の維持と安定的な需要量の確保というメリットがあり，消費者側にも価格は高くても特定の生産者から安全な農産物が手に入るというメリットがあるので，この傾向は今後も続くものと思われる．

そのほか，加工食品についても乳製品を中心に各種の低脂肪や無脂肪製品がでまわっている．牛乳やヨーグルトでは全乳製品よりもむしろこうした低脂肪，無脂肪製品のほうが主流になってきている．ソフトドリンクやジャムなどの低糖・無糖製品，漬物などの減塩食品，さらに各種のカルシウムやビタミン添加食品など，非常に多くの健康に配慮した新製品がみられるようになってきている．

このように，最近では高級化に代わって多様化や健康・安全指向が重要な食生活変化の方向となってきてはいるが，1980 年代後半からの変化の主流は何といっても簡便化である．健康・安全指向が最近でも一人当たり消費量変化の約20％を説明するにすぎないのに，簡便化は5期，6期では，その約3割を説明している．

図1の費目別のグラフでも，大幅に構成比が増えているのは調理食品と外食費だけであった．このことからも，簡便化の傾向が今後ますます重要な変化の方向になっていくことは間違いない．

## 3. 変化の誘因

さて，それではこのような食品選択の変化はなぜ起こったのであろうか．1章で述べた消費者行動の理論によれば，特定の財の消費量の変化は，所得と価格という2つの経済的要因と消費者の選好（好み）という非経済的要因によって決まる．そこで，これらの3要因と食生活変化の4つの方向，高級化，多様化，簡便化，安全・健康指向との関係を考えてみよう．

ここで注意しなければいけないのは，消費者選好の変化と所得の動きが非常に似ており，区別が難しい場合が多いということである．消費者選好に影響を与える社会的・文化的要因の多くが，経済成長による所得の上昇と平行して変化するからである．このことは，消費者選好の効果と所得の効果とを分離するのが難しいことを意味する．さらに食生活に影響を与える社会的・文化的要因のいくつかは，広い意味での相対価格の変化と考えることも可能である．つまり，経済的要因の効果と非経済的要因の効果とは，実際には混じり合っていることが多いのである．表4に，変化の誘因を検討するときの参考になると思われるいくつかの統計値をあげた．

### 所得の変化

所得の食品消費への影響は，すでに1章でみたので，ここではそれを簡単にまとめておこう．所得の上昇とともに需要量の所得弾力性は一貫して低下傾向にあり，最近ではゼロの食品が多くなっている．このことは所得の大小にかかわりなく，同一の食品については同じ量が消費されていることを意味している．また，購入単価の所得弾力性はもともと小さな値をとっている．このことは所得の大小にかかわらず，同じ食品については同じような価格で購入されていることを示し，購入価格がその

**表4** 食生活変化の主要な誘因

| | 1980 | 1985 | 1990 | 1995 | 2000 | 2005 | 2010 | 2015 |
|---|---|---|---|---|---|---|---|---|
| 実質一人当たり GDP[1)]（1980＝100） | 100.0 | 119.3 | 149.0 | 162.9 | 170.2 | 179.4 | 179.8 | 190.6 |
| 平均世帯人員[2)]（人） | 3.82 | 3.71 | 3.56 | 3.42 | 3.24 | 3.17 | 3.09 | 3.02 |
| 単身世帯割合[3)]（%） | 18.1 | 18.4 | 21.0 | 22.6 | 24.1 | 24.6 | 25.5 | 26.8 |
| 高齢世帯割合[3)]（%） | 4.8 | 5.9 | 7.7 | 10.8 | 13.7 | 17.7 | 21.0 | 25.2 |
| 既婚女子雇用者比率[4)]（%） | 26.1 | 29.9 | 32.3 | 36.2 | 36.9 | 37.8 | 42.2 | 45.7 |
| 女子実質賃金率[5)]（1980＝100）（%） | 100.0 | 108.8 | 122.3 | 134.6 | 141.9 | 146.3 | 150.3 | 154.2 |
| 電子レンジ普及率[6)] | 33.6 | 42.8 | 69.7 | 87.2 | 94.0 | 95.8* | n.a. | n.a. |

1）内閣府：国民経済計算年報
2）総務省：家計調査年報
3）厚生労働省：国民生活基礎調査
4）総務省：労働力調査
5）厚生労働省：賃金構造基本調査
6）内閣府：消費動向調査　*：2003 年値

食品の品質を表すと考えれば，所得に関係なく同一の品質の食品が消費されていることを表している．

以上のことは，所得が食品の消費量を変化させる要因としての役割が非常に小さくなり，所得の大小にかかわらず，わが国では誰でも同じ量の同じ品質の食品を食べているということを意味している．食生活に違いがあるとすれば，それは所得要因ではなく消費者選好，つまり各人の生活観や価値観の違いによるということになる．

### 価格の変化

それでは，価格の役割はどうであろうか．食品の消費量に対する価格の影響は，価格が下がったときに消費が増え，反対に価格が上がったときに消費量が減っているかどうかで知ることができる．

そこで，先の 1963 年から 97 年の 35 年間 6 期について，食品ごとに各期の価格の変化を調べ，この価格の動きと一人当たり消費量の変化を組み合わせて価格と消費量の整合性を検討してみる．各期の各食品を，その価格変化（上昇，不変，低下）と，一人当たり消費量の変化（増加，不変，減少）を組み合わせた合計 9 つのグループに分類する．

**表5** 価格と消費数量の関係（3期：1975〜80年）

| | | 価格 | | |
|---|---|---|---|---|
| | | 低下 | 不変 | 上昇 |
| 消費数量 | 減少 | 1級清酒<br>カツレツ<br>バター<br>化学調味料<br>2級清酒<br>味噌<br>落花生<br>あめ<br>醤油<br>バナナ<br>ソース<br>砂糖<br>卵 | さやまめ<br>ばれいしょ<br>だいこん<br>かんしょ<br>かぶ<br>ごぼう<br>こんぶ<br>もち<br>なす<br>きゅうり<br>たけのこ<br>コロッケ<br>さば<br>ねぎ<br>せんべい<br>あずき<br>みかん<br>なつみかん<br>はくさい<br>たら | たらこ<br>しじみ<br>するめ<br>干ししいたけ<br>あじ<br>食塩<br>ひらめ<br>えび・かに<br>かれい<br>かつお節・削り節<br>すいか<br>緑茶<br>うるち米<br>さつま揚げ<br>たこ<br>さけ<br>なし |
| | 不変 | たくあん漬<br>煮干し<br>小麦粉<br>酢<br>ぶどう<br>ソーセージ<br>即席めん<br>果物の缶詰<br>さといも<br>いわし | レモン<br>れんこん<br>ビスケット<br>しらす干し<br>カリフラワー<br>トマト<br>ほうれんそう<br>ピーマン<br>たまねぎ<br>キャベツ<br>さんま<br>はくさい漬<br>干しいわし<br>いか<br>ゆでうどん・そば<br>魚肉ソーセージ | かぼちゃ<br>紅茶<br>たい<br>干しあじ<br>塩さけ<br>りんご<br>干しうどん・そば<br>もも<br>もち米<br>かき |
| | 増加 | 食パン<br>ハム<br>牛肉<br>こんぶつくだ煮<br>生しいたけ<br>魚介の缶詰<br>豆腐<br>カレーの素<br>もやし<br>いちご<br>ベーコン<br>ジャム<br>チーズ<br>ケチャップ<br>豚肉<br>マヨネーズ・ドレッシング<br>マーガリン<br>鶏肉<br>わかめ<br>食用油 | レタス<br>ビール<br>焼ちゅう<br>かつお<br>かき<br>ぶどう酒<br>ぶり<br>サラダ<br>まぐろ<br>にんじん | あさり<br>梅干し<br>魚介の漬物<br>魚介の塩辛 |

●表2に同じ

**表 6** 価格と消費数量変化の整合性（%）

| | 整合的 | 不整合的 | その他* | 合計 |
|---|---|---|---|---|
| 1 期（1963〜68 年） | 50.4 | 21.2 | 28.3 | 100.0 |
| 2 期（1969〜74 年） | 39.2 | 23.3 | 37.5 | 100.0 |
| 3 期（1975〜80 年） | 30.8 | 14.2 | 55.0 | 100.0 |
| 4 期（1981〜86 年） | 29.3 | 22.8 | 48.0 | 100.0 |
| 5 期（1987〜92 年） | 44.9 | 19.6 | 35.5 | 100.0 |
| 6 期（1993〜97 年） | 28.9 | 22.1 | 49.0 | 100.0 |

*：「その他」は価格ないし消費数量の両方ないし片方の変化のなかったものの割合を示す．

●表 2 に同じ

たとえば，**表 5** は，3 期について食品を分類したものである．表の左上隅の 1 級清酒は，3 期目に 1 級清酒の価格が低下したにもかかわらず 1 級清酒の消費が減ったことを表しており，左下隅の牛肉は，価格の低下に伴って消費量が増加したことを示している．

つまり，表の左下隅にある食品の変化は価格が下がって消費量が増えた食品を示し，右上隅は価格が上がって消費量が減った食品を示している．どちらも消費量の動きは価格の動きと整合的である．

それに反して，表の左上隅や右下隅にある商品は，価格が下がったのに消費量が減ったり，価格が上がったのに消費量が増えたり，価格の動きと消費量の動きが整合的ではない．

これと同じ表を用いて 3 期以外の各期についても，価格と消費量の関係の整合性を調べ，その結果をまとめたものが **表 6** である．これによれば，価格と消費量の動きが整合的であったのは最高では 50 %，最低では全体の約 30 % となっている．反対に，価格と消費量の動きが整合的ではないものは約 20 % となっている．そして重要なことは，全体の約 3 分の 1 以上のケースで価格か消費量の少なくともどちらか一方に変化がなかったということである．

価格には，所得にみられたような最近になるほど消費量の変化に対する説明力が落ちるという傾向的な動きはみられないものの，全期間を通して直接的な価格の動きだけで説明できる食品選択の変化は大きくないと結論できる．食品消費に対する所得の影響力の低下とともに，価格の影響力も小さいということが確認されたが，このことは現在の日本の食生活が所得や価格という経済要因によって規定されるのではなく，むしろ社会的・文化的な非経済的要因によって規定されるようになったことを示している．

**女性の社会進出**

女性の社会進出，なかでも働く女性の増加と，単身者や夫婦世帯の増加や普通世帯の世帯人員の減少による世帯規模の縮小は，食生活の簡便化をもたらす重要な誘因である．どちらも普通は非経済的要因と考えられるが，価格と所得という経済的要因の枠組みのなかで理解することも可能である．そのためには，調理に必要な家事労働の機会費用を食品の価格に含めて考える必要がある．

まず，働く女性の増加から考えてみよう．材料を買って自分で調理するか，それとも時間を節約するために簡便食品を利用するかの選択に当たって，その判断の基準になるのが，機会費用という概念である．機会費用というのは，経済学では“あることをする代わりに，別のことをした場合に得られるであろう収入の最高額”と定義される．たとえば，家庭で調理をする代わりに働きに出た場合，受け取る賃金が調理の機会費用である．

今，2,000 円で材料を買ってきて，1 時間かけて調理して作る料理のコストを考えてみよう．1 時間の調理時間を外で働けば時給 1,000 円が得られるとすると，この料理の全コストは，材料費 2,000 円プラス調理の機会費用 1,000 円となり合計 3,000 円である．このように機会費用を家庭で調理する必要のある食品の価格に含めて考えると，調理の機会費用が高ければ高いほど，調理食品が相対的に安くなるので調理食品の消費量が増えるのである．言い換えると，調理時間を外で働くことによって得られる利益が大きければ大きいほど，自分で調理するのをやめ，調理済み食品を買うようになるので簡便化が進むのである．

このような考え方は，調理だけでなく家事全般の外部化に共通に適用できる．家事の機会費用は，もちろん賃金だけではなく家事時間を使って何をするかによって異なる．しかし，一般的にはやはりその時間に相当する労働賃金を取るのがわかりやすい．女性の賃金率はこの 30 年間に 50 % 強上昇しており，これによる家事労働の機会費用の上昇が簡便化を強力に推し進めているのである．

簡便化は，女性の労働市場参加の増大が大きな要因である．**表 4** によれば，既婚女子雇用者比率は 1980 年の 26.1 % から 16 % ポイント上昇しているが，これは家庭内の主たる調理担当者である妻が家庭外で働くことが増えていることを示している．また，労働市場参加以外に女性の高学歴化による各種の社会参加や自己実現活動の活発化も簡便化を推し進める要因である．これらの活動は，収入を伴わないけれども，機会費用として活動から得られる満足度を金額評価したものをとれば，働く場合と同様の考え方で食生活の簡便化を説明できる．

**世帯規模の小規模化**　次に世帯規模の縮小について，経済学的に考えてみよう．料理を1人分作る手間は2人分の半分ではない．逆に料理の量が2倍に増えても，調理の手間はそれほど増えない．言い換えると，大家族であればあるほど，一人当たりの調理の手間や材料費は安くなる．生産の規模が大きくなればなるほど1単位当たりの生産費が安くなるのと同じことで，これを経済学では“規模の経済”が働くという．調理には規模の経済が働くため，世帯規模の縮小は，一人当たりの調理コストを増大させ，調理済み食品の価格を相対的に下げるので簡便化を促進する．**表4**によれば，1980年から2010年の間に単身世帯は全世帯の18.1％から25.5％へ増加しているが，この単身者増によってコンビニエンスストアの弁当や総菜類の売上げが急増していることはよく知られた事実である．

また，家族がそろって食事をする機会が減り，一人で食べる孤食や，一緒に食べても一人一人が好きなものを食べる個食が増えているが，どちらの“コ食化”も一人当たりあるいは一食当たりの調理コストを上昇させる．このように，簡便食品購入の大きな動機のひとつとなっている世帯規模の縮小も，規模の経済という経済学的な要因として説明できるのである．

**消費者選好の変化**　消費者選好の変化に影響を与える社会的・文化的要因は非常にたくさんある．いくつか例をあげれば，6章で詳しく述べるように，食品メーカーによる広告は消費者選好に大きな影響をもつ．また技術革新による新製品や新しい輸入食品の出現は，消費者の食品選択の幅を広げ消費者選好に影響を与える．フードシステムの供給する食品の多様化は食生活多様化の基本的な要因である．食品消費における健康への強い関心も消費者選好の変化と考えられるが，この変化は，健康と食生活に関する情報に強い影響を受ける．

## 4. 簡便化のもたらすもの

以上みてきたように，食生活の変化のなかで最も大きな変化は簡便化であり，需要側の要望に加え，供給側であるフードシステムも積極的な対応をみせている．食品工業は，電子レンジや大型冷蔵庫の普及に対応して新しいさまざまな簡便食品を開発している．外食産業も，簡便化のニーズに合った新しい形式の食事を提供している．このように需要側と供給側の両方の動きから，今後も食生活における簡便化傾向は大きな流れとして続いていくと思われる．

生活全般にわたって便利なものが取り入れられ簡便化が進むのは自然の成り行きである．たとえば衣生活では，手作りされていた洋服が完全に既製服に取って代わられてしまった．また，生活のいろいろな分野に便利な家庭電気製品がどんどん取り入れられている．これらの分野に比べると，食生活の簡便化はむしろ遅れているとさえいえる．

**簡便化のスピード**

食生活の簡便化が他の生活分野ほど急速に進まない理由は，1章で述べた習慣性や安全性などの食品の特殊性によるところが大きい．習慣性に関しては，家庭料理で育った人には市販の規格化された調理食品の味に馴染めないということがある．また他の消費財に比較し安全性が強く意識される食品では，みえないところで知らない人が調理した料理よりも，原材料を購入して家庭内で調理した料理が選択されることは大いにあり，これらが食生活の簡便化を押し止め，簡便化スピードを相対的にゆっくりしたものにしていた要因であると考えられる．

ところで，これらの要因は簡便化がある程度進んだ後には，反対に簡便化のスピードを速める要因にもなりうる．小さいころから調理食品に慣れている人にとっては，家庭料理よりもむしろ市販の総菜のほうが口に合うかもしれない．また，安全性の面から家庭料理を選択したくても，技術的にそれを家庭内で作れないということも起こりうる．調理食品が一般化するまでは家庭料理は親から子へ伝えられ，誰でも一応それを作る技術を身につけ作ることが可能であった．最近では家庭内での調理に関する知識や技術力が，急速に低下してきているといわれている．たとえば，農林水産省は食生活に関する多様なテーマについて，毎年3回定期的に「食料品消費モニター調査」を行っているが，身につ

**表7** 食生活に関する身につけたい知識

| | 1位 | 2位 | 3位 | 4位 |
|---|---|---|---|---|
| 全体 | 品質の見分け方 | 食品の栄養や機能 | 食品の取り扱い方 | 生産や流通の仕組み |
| 20歳代 | 品質の見分け方 | 料理の作り方 | 食品の栄養や機能 | 食品の取り扱い方 |
| 30歳代 | 品質の見分け方 | 食品の栄養や機能 | 食品の取り扱い方 | 料理の作り方 |
| 40歳代 | 品質の見分け方 | 食品の栄養や機能 | 料理の作り方 | 食品の取り扱い方 |
| 50歳代 | 品質の見分け方 | 食品の栄養や機能 | 生産や流通の仕組み | 食品の取り扱い方 |
| 60歳代以上 | 品質の見分け方 | 食品の取り扱い方 | 生産や流通の仕組み | 食品の栄養や機能 |

●農林水産省食料品消費モニター調査：食に関する消費者意識について．1999年7月

けたい食生活知識を年代別に聞いた結果では，**表7**に示したように，40歳代以下の世代でそれより上の世代ではみられない“料理の作り方”が入っている．

しかし，ここでは簡便化が生活の他の分野ほど早く進まない理由として，もうひとつ別の重要な要因を指摘しておきたい．それは消費者の意識のなかに，簡便食品に対する抜きがたい偏見があることである．簡便食品の利用を家庭料理に比べ手抜きと考え，調理済み食品よりも手作り品を一段上とみる意識が強い．調理食品に関する調査では，実際の供給量のデータに比較しかなり低い利用傾向が出るし，今後の利用意向についても利用度を下げ手作り割合を増やしたいという回答が多くみられる．

**表8**に示した「食料品消費モニター調査」による，中食の利用意向に関する回答結果をみると，2000年では，弁当類，調理パン類，めん類，総菜類の中食4種すべてについて今後の利用意向は“減らしたい”が“増やしたい”を上回っている．また，1991年からの変化をみても“減らしたい”の割合が時間とともにわずかながら増加している．既成服や各種の便利な電化製品は抵抗なく普及していったのに，調理食品や総菜の利用については，明らかに心理的な抵抗が読みとれる．

### 簡便化の問題点

最後に，食生活の簡便化のもたらす問題点をみておこう．

まず第1は，今述べた簡便食品に対する消費者意識の問題である．現在のように簡便食品を手作り料理の代用品として位置づける限り，良質な調理済み食品が普及することは難しい．簡便食品を生活にとって必要な商品であると認め，

表8 中食の今後の利用意向

| | | 1991年 | 1996年 | 2000年 |
|---|---|---|---|---|
| 弁当類 | 増やしたい | 3.7 | 4.6 | 3.8 |
| | 減らしたい | 18.2 | 15.1 | 17.7 |
| | 今まで通り | 78.0 | 79.7 | 74.7 |
| 調理パン | 増やしたい | 4.2 | 3.3 | 2.9 |
| | 減らしたい | 14.7 | 12.6 | 15.0 |
| | 今まで通り | 81.6 | 83.2 | 78.2 |
| めん類 | 増やしたい | － | 3.7 | 2.9 |
| | 減らしたい | － | 12.5 | 12.5 |
| | 今まで通り | － | 82.2 | 78.8 |
| 総菜類 | 増やしたい | 6.2 | 7.4 | 6.4 |
| | 減らしたい | 16.1 | 16.8 | 17.2 |
| | 今まで通り | 77.3 | 74.8 | 74.0 |

●農林水産省食料品消費モニター調査：中食・外食の動向について．2001年5月

積極的に消費者の要望を供給側へ伝え，市場に消費者ニーズに合った製品が提供されるよう働きかける必要がある．また，便利で上質の食品を購入する一方で，品質の劣る食品は買わないことによってそれらが市場に出回るのを防ぐのも消費者の責任である．

第2に，調理食品を正しく利用するための知識と技術の修得が必要である．たとえば，脂肪摂取率の上昇が問題になってきているが，家庭で直接使われる脂肪の消費量は減っているので，脂肪摂取率の上昇は外食や調理食品に含まれる“みえない脂肪”によって起こっていることになる．糖分や塩分の摂取についても同様のことがいえる．調理済み食品を利用するとき，その食品にどのような成分が含まれているかを判断することは難しい．調理食品の表示の問題もあるが，消費者側の対応も必要である．生鮮材料を自分で調理することを前提に行われてきた栄養や調理に関する教育の見直しも必要である．先にみた**表7**の身につけたい食生活知識でも，年代を問わず1位に“品質の見分け方”が入っているのは，生鮮品以上に外観から品質の見分けにくい調理済み食品利用が増えていることも大きな原因である．

3番目は，過度の生鮮指向や安全指向の問題である．生鮮性や安全性を求める消費者ニーズに応えて，多頻度小口配送が行われるようになった結果，輸送コ

ストの上昇や都市部での交通渋滞が問題とされるようになった．また，これらのニーズは，まだ食べられる食品の大量廃棄の原因ともなっている．消費者の過度の生鮮指向や安全指向は，自分が調理した料理ではなくみえないところで他人が調理した食品を食べるという不安から発生している．この問題の解決には，供給側の企業と消費者との間に信頼関係を構築する以外解決法はなく，大変難しい問題であり，両者を結びつける政府の役割も重要である．

家庭における簡便食品の利用増加は，家庭に代わって食品産業が担当する調理部分が大きくなるということである．言い換えると，食生活を担う食品産業の役割が今後ますます増大してくるということである．また，食料問題における政府の役割も，従来の食料の量的な安定供給から食品と健康に関する情報の提供者へ重点が移ってくる．特に食品に関する適切な表示と規制の問題は，これからの最重要課題である．この点に関しては10章で詳しく述べる．

食品の簡便化がこれから望ましい方向に進行するためには，消費者，フードシステム，政府のそれぞれが，新しい考え方でそれぞれの役割を果たしていく必要がある．

# Chapter 4 家族の変化と食生活

## 1. 人口構成の変化

3章では，食料消費構造の変化を，飲食費費目の変化や消費する食品の量の変化でとらえた．つまり私達が何をどのくらい食べているかという観点から食料消費を考えたが，この章では，それをどのように食べているのかという食べ方の変化，言い換えると食生活の変化という観点から考えてみよう．

生活の諸側面の変化は，生活を構成する家族の変化と密接に結びついている．家族と生活のかかわりは，家族のあり方が生活のいろいろな分野に影響を与えるとともに，生活の変化が逆に家族のあり方を変えるという双方向での関係である．食生活についても，誰とどのように食べるのか，誰が作ったものを食べるのかなどの点で，近年の家族の変化によってもたらされた変化は大きい．しかし，逆に便利な調理食品やコンビニエンスストアやファーストフード店などの発達が一人暮らしを可能にし，単身世帯の増加をもたらしているというように，食生活の変化が家族のあり方を変えるという面もある．

### 人口構成

家族のあり方や家族の意識の変化と食生活の変化を考える前に，現在，日本の人口構成や世帯分布がどのように変化しているかをみることから始めよう．

図1は，1950年から約1世代ごとに2030年まで4枚の人口ピラミッドを示している．人口ピラミッドは，男女別に各年齢の人口を棒グラフにしたもので，年齢とともに死亡する人が増えるので，その形は裾幅が広く，上にいくほどすぼまったピラミッド型になるはずである．

しかし，わが国の人口構成をみると，1950年には確かにピラミッド型をしていたが，それ以後は出生人口が減りはじめ1975年には25歳以下の人口がそれ以前の25年分の人口より少ない釣り鐘型へ，さらに2000年になるとつぼ型に

図 1　人口ピラミッド

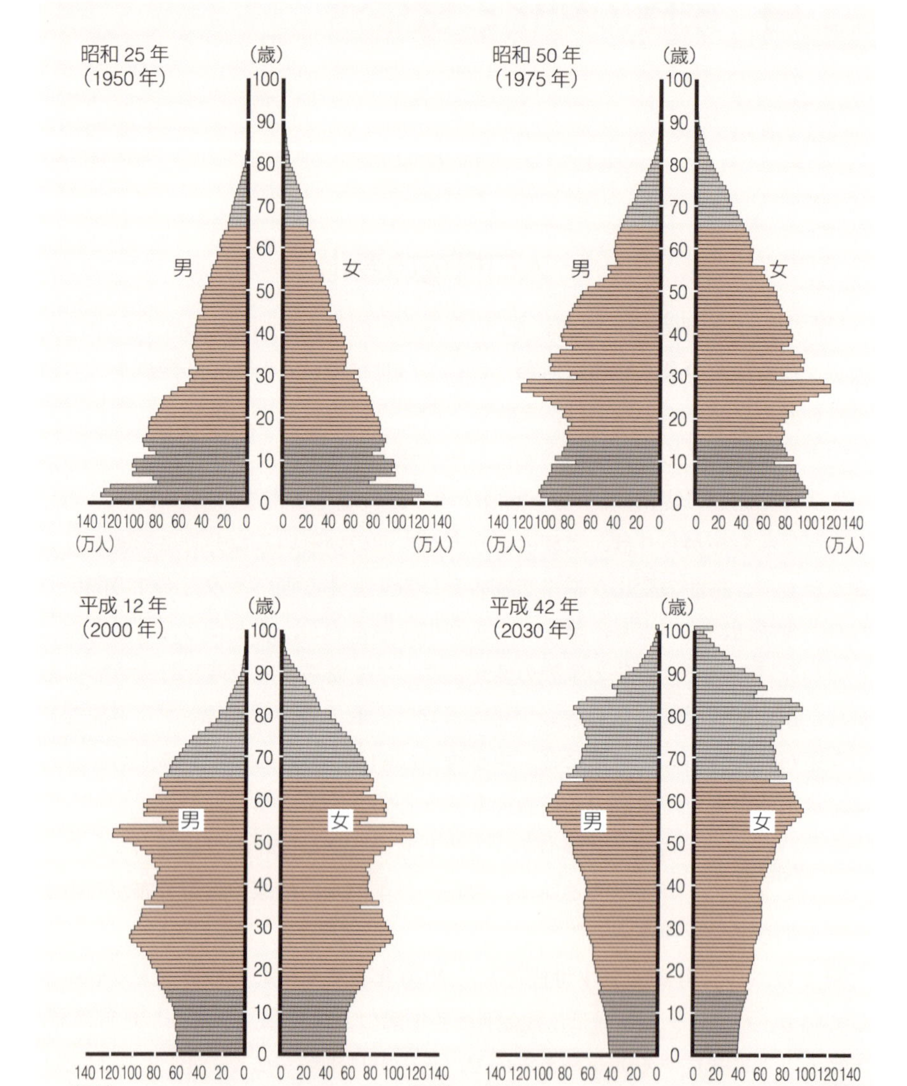


●注）昭和 25，50 年，平成 12 年の人口ピラミッドは，国勢調査結果による．平成 42 年の人口ピラミッドは，国立社会保障・人口問題研究所の「日本の将来推計人口（2017 年 4 月推計）」の中位推計による．

表 1 人口構成（%）

| | 1. 年少人口 0〜14 歳 | 2. 生産人口 15〜64 歳 | 3. 高齢人口 65 歳〜 | 2/3 |
|---|---|---|---|---|
| 1970 年 | 24.0 | 68.9 | 7.1 | 9.7 |
| 1980 年 | 23.5 | 67.3 | 9.1 | 7.4 |
| 1990 年 | 18.2 | 69.5 | 12.0 | 5.8 |
| 1995 年 | 16.0 | 69.5 | 14.5 | 4.8 |
| 2000 年 | 14.7 | 68.1 | 17.2 | 4.0 |
| 2005 年 | 13.4 | 66.1 | 20.5 | 3.2 |
| 2010 年 | 13.1 | 63.8 | 23.0 | 2.8 |
| 2015 年 | 12.5 | 60.7 | 26.8 | 2.3 |
| 2030 年 | 11.1 | 57.7 | 31.2 | 1.8 |

総務省：国勢調査，ただし，2030 年は，国立社会保障・人口問題研究所：日本の将来推計人口（2017 年 4 月推計）

変化した．そして 2030 年には 40 歳以上の部分が膨らみ裾のつぼまった型に変形すると予想されている．

表 1 は，人口を 14 歳までの年少人口，15 歳から 64 歳までの生産人口，65 歳以上の高齢人口の 3 つに分けて構成比を示している．これによれば，日本では，高齢人口比率は 1970 年に 7.1 % であったが，20 年後の 1990 年には 12 % へと増加し，その一方で年少人口比率は 24 % から 18.2 % へと減少している．2010 年には高齢人口比率は 23.0 % に増加し，年少人口比率は 13.1 % まで減少している．

このようにわが国では非常なスピードで人口の少子高齢化が進んでいるが，この原因としてはまず平均寿命の伸びが上げられる．厚生労働省「人口動態統計」によれば，わが国の平均寿命は先進国のなかでは最も長く，2010 年時点で男 79.55 歳，女 86.30 歳となっている．

また，少子化については若者の晩婚化や晩産化さらに未婚率の上昇がその原因である．初婚年齢は，1970 年から 2010 年にかけて男は 26.9 から 30.5 歳へ，女は 24.2 歳から 28.8 歳へと男女とも一貫して上昇を続けているが，その上昇幅は女子のほうが大きい．また，未婚率の上昇は，特に若い女性で著しく，2010 年の総務省「国勢調査」によれば，25〜29 歳の未婚率は 59.9 %，30〜34 歳の未婚率は 33.3 % と，1970 年に比較しそれぞれ 41 % ポイント，26 % ポイントの大

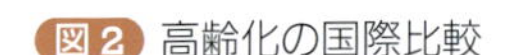
図2 高齢化の国際比較

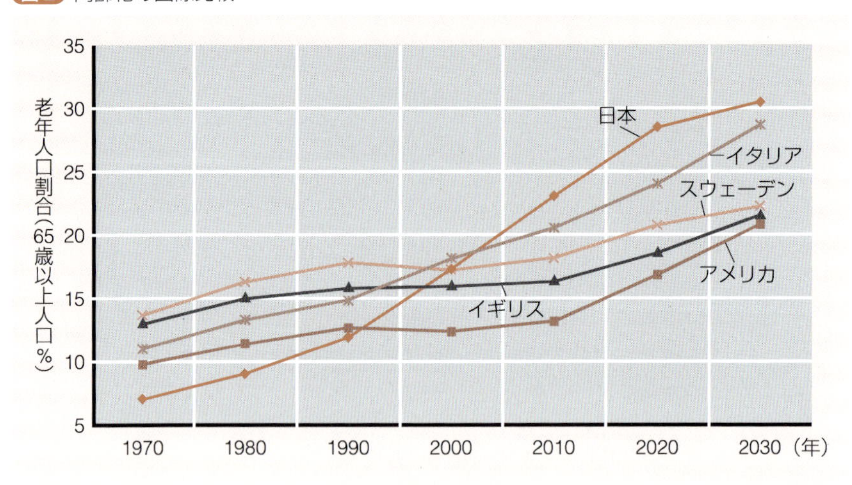


● UN, World Population Prospects, The 2015 Revision Population Database

幅な上昇となっている．

このような未婚率の上昇や晩婚化により，合計特殊出生率（15歳から49歳までの女性の年齢別出生率を合計した値で，一人の女性が一生の間に産む平均子ども数）も急速に低下してきている．合計特殊出生率は，1989年に前年の1.66から大きく低下し“1.57ショック”と騒がれたが，その後もこの低下傾向は続き，2005年の1.26まで一貫して低下した．しかし，この後，わずかな上昇傾向がみられるが，わが国の人口は2010年の1億2,806万人をピークに減少しはじめた．

**わが国の高齢化の特徴**

経済問題を考えるうえで，変えることのできない与えられた条件を制約条件とよぶが，人口，特に人口高齢化は，社会保障負担増をはじめとして各方面へさまざまな影響をもたらすわが国の経済にとって最大の制約条件である．

**図2**では，日本，アメリカ，イギリス，スウェーデン，イタリアにおける高齢化の推移を示しているが，わが国ではどの国よりも急速に高齢化が進んでおり，将来は最も高齢化率の高い国になることが確実となっている．

わが国高齢化の第1の特徴は今述べた高齢化率の高さである．2030年の予想高齢化率は約31.2％であるが，全人口の3人に1人が65歳以上の高齢者ということになる．また，現在は一人の高齢者に3.2人の生産人口がいるのに対し，2030年には高齢者一人を1.8人の生産人口で支えるという計算になり，生産年齢人口層がこの負担増に耐えられるかどうかが心配されている．

第2は，高齢者に占める75歳以上の後期高齢者の割合が高いことで，2025年の予想では全人口の18.1％となっている．年齢が高いほど寝たきりや認知症になる率が高いので，この点からもみかけの高齢比率以上に負担が大きいといえる．2009年3月末の要介護認定者は469万人で，制度発足以降わずか9年の間に2倍以上の増加で，このうち82％にあたる384万人が実際に介護サービスを利用している．また，2025年には自立度II以上の認知症高齢者が現在の2倍以上の323万人になると推定されている．

第3は，高齢化のスピードで，高齢者比率が7％から14％までになるのに要した時間をみると，スウェーデンでは85年，イギリスでは45年であるのに対し，日本ではわずか25年しかかかっていない．日本では，短期間に他国に例をみないスピードで高齢化が急速に進んだため，必要な準備にかけられる時間が非常に短かった．現在，きたるべき超高齢社会においても維持可能な年金・介護・医療制度への改革が最重要課題となっているが，そこでの財政問題と並んで大きな問題は，高齢化があまりに急速であったために，少しずつそれに慣れてよい知恵を蓄積する時間が少なかったということである．高齢者自身も，それをサポートする側も年をとることに慣れていないということは，高齢化問題の解決に非常に不利なことである．

**年齢別飲食費構成**

人口のこのような大きな変化は，食料消費にどのような影響をもたらすだろうか．一人当たりの必要食事エネルギーは性や年齢によって同じではない．たとえば80歳のおばあさんと食べ盛りの男の子では，同じ一人といってもその食べる量は倍以上違うだろう．人口が同じであってもその年齢構成の変化は全体としての食料消費量に大きな変化を与える．また，消費量だけでなく食品の嗜好（好み）も年齢によって大きな影響を受けるので，人口の年齢構成は国全体の食料経済を考えるうえで重要である．

**図3**は，2015年の二人以上全国全世帯における世帯主年齢別の飲食費支出の

図3 世帯主年齢階級別飲食費構成（2015年，二人以上全国全世帯）

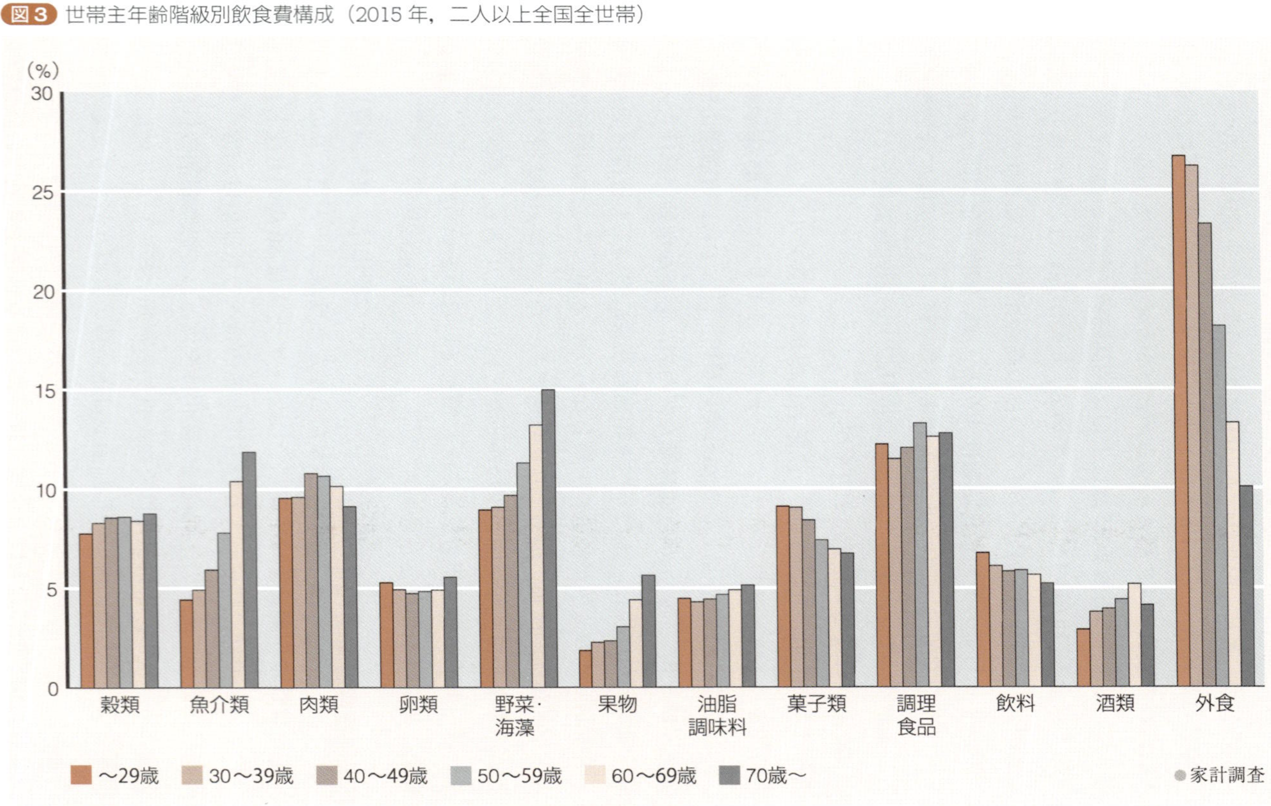

構成比を示している．この図は世帯主の年齢によって単純に世帯を分けているので，ここでの飲食費比率の違いは年齢による違いだけではなく，所得の違いや子どもの年齢や好みも当然反映していることに注意する必要がある．

このことを考慮したうえで図をみていくと，魚介類，野菜･海藻，果物の 3 費目では年齢が高いほど構成比は大きく，菓子類，飲料，外食の 3 費目では反対に若いほどその構成比が高いというふうに，年齢による好みの違いが読み取れる．

人口構成が食生活に大きな影響を与える可能性をみたが，先にも述べたとおり生活をともにする家族形態にも食生活は左右される．次節では世帯構成の変化を「国民生活基礎調査」を使って調べてみよう．

## 2. 世帯構成の変化

ここでは世帯構成の変化を，①家族の小規模化，②共働き世帯の増加，③都市化，④自営業世帯の減少，⑤高齢世帯の増加の 5 点から簡単にみておこう．

**家族の小規模化**

家族形態の最大の変化は，家族の小規模化である．一世帯当たりの平均世帯人員は 1970 年の 3.45 人から，2015 年には 2.49 人へと減少している．この原因をみるために世帯構造別の世帯数を**表 2** によってみると，1970 年の単身者と夫婦世帯は合わせて，全体の約 30 % 弱であったが，2015 年には 50 % を超えている．その一方で，親と未婚の子とからなる世帯と三世代世帯はあわせて，65 % から 43 % へ減少している．

**表 2** 世帯構造の変化（%）

| | 1970 年 | 1980 年 | 1990 年 | 2000 年 | 2005 年 | 2010 年 | 2015 年 |
|---|---|---|---|---|---|---|---|
| 単身者世帯 | 18.5 | 18.1 | 21.0 | 24.1 | 24.6 | 25.5 | 26.8 |
| 夫婦世帯 | 10.7 | 13.1 | 16.6 | 20.7 | 21.9 | 22.6 | 23.6 |
| 親と未婚の子 | 46.3 | 47.3 | 43.3 | 38.5 | 37.4 | 37.2 | 36.6 |
| 三世代 | 19.2 | 16.2 | 13.5 | 10.6 | 9.7 | 7.9 | 6.5 |
| その他 | 5.3 | 5.4 | 5.6 | 6.1 | 6.4 | 6.8 | 6.5 |
| 児童のいる世帯 | 54.9 | 49.9 | 38.7 | 28.7 | 26.3 | 25.3 | 23.5 |
| 児童のいる世帯の児童数 | 1.78 | 1.83 | 1.81 | 1.75 | 1.72 | 1.70 | 1.69 |
| 世帯人員（人） | 3.45 | 3.28 | 3.05 | 2.76 | 2.68 | 2.59 | 2.49 |

●厚生労働省：国民生活基礎調査

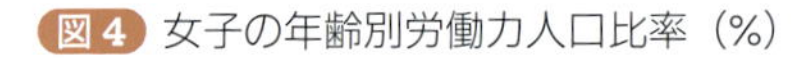
図 4 女子の年齢別労働力人口比率（%）

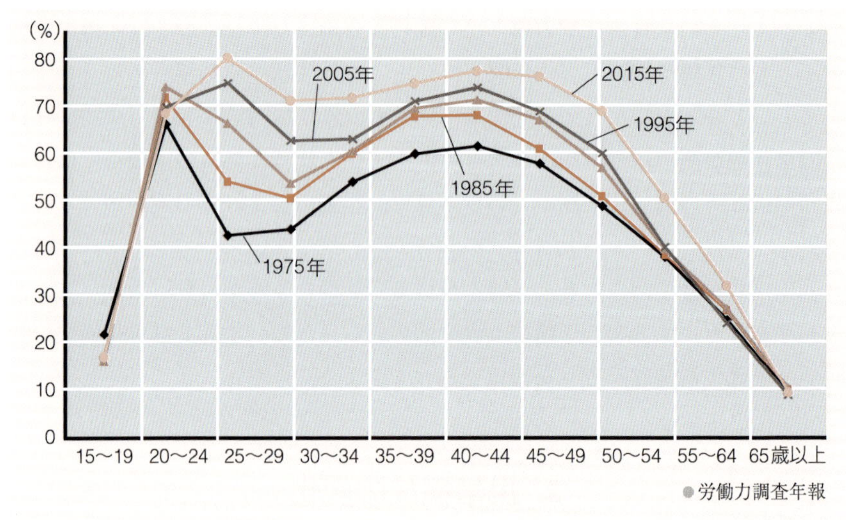


このうち 18 歳以下の未婚の子ども（児童）のいる世帯割合をとると，1970 年には児童のいる世帯のほうが 54.9 % で多かったが，2015 年には児童のいる世帯はわずか 23.5 % に減少し，児童のいない世帯が全体の 76.5 % を占めるにいたっている．また，児童のいる世帯の平均児童数は 1980 年と 1990 年には 1.8 人を上回っていたが 2015 年には 1.69 人へと減少している．家族の小規模化は，単身者や夫婦世帯のような小規模世帯の増加と，2 人以上世帯の世帯数の減少とそこでの世帯員数の減少によって起こっている．

家族の小規模化は，3 章で述べたように一人当たりの調理コストを高めるので，食生活の変化の主流である簡便化を推し進める要因のひとつとなる．この点については，3 節（p 78）で改めて単身者に焦点を当て，年齢と性別による単身者の食生活の違いをみることにする．

**共働き世帯の増加**

図 4 は，各年代の女子の労働力人口比率を図示している．未婚時代はその比率が高く，その後結婚と出産で家庭に入るので下がり，以後子どもの成長とともに再び労働市場に進出してくるのでその率は高くなる．しかし 50 歳代になるとリタイヤする人が増えて，この比率は急速に低下する．女子の労働力人口比率を図示すると，このように 30

代前半の子育て時期にその比率が顕著に下がり，その形がちょうどアルファベットのMに似ているので“M字カーブ”という名でよばれている．

図4に示した1975，1985，1995，2005，2015年の比率をみると，女子の進学率の上昇で雇用者比率の下がった24歳までを別にすると，それ以外のすべての年齢層で年を追うごとに女子の労働力人口比率が上昇している．特に，20歳代後半の比率は上昇がめざましく，1975年には43％であったものが2010年には80％となっている．この結果，従来20歳代後半に比べ20歳代前半のほうが高かった雇用者比率が，20歳代後半のほうが高くなるという逆転現象が観察されている．晩婚化と晩産化に加え結婚後も働きつづける女子の増加を示している．そして最近では，30歳代も労働人口比率が上昇し，M字カーブはほぼ消滅した状況になっている．

ここに示したのは，雇用者および家族従業員として働く女子の就業者比率である．家庭生活に与える影響から考えると家の中で働くのと，外で雇用者として働くのとでは大きな違いがある．農業のウエイトが高かった1960年代まで日本では，女子の雇用者比率は非常に低かったのに対し，働く女の人全体の割合である女子就業者比率は高かった．その後，農家女性と，中小の商工業で家族従業者として働く女性は急激に減少していったが，その一方で雇用者として働く女子が一貫して増加した．

共働き世帯の増加は家族のあり方に影響を及ぼす最大の要因であり，特に雇用者として家庭の外で働く主婦の増加は食生活に大きな影響を与えているが，それについては4節（p 83）で詳しくみることにしよう．

### 都市化の進行

表3は，市郡別の世帯構成を示している．1955年に全世帯の46％を占めていた郡部の世帯割合はそれ以降減少を続け，1970年には26.4％と20ポイントも低下し，その一方で大都市と中都市の世帯割合は54％から73.6％へ拡大している．しかし，1970年以降の都市化の進行はそれ以前と比べあまり大きくはなく，1980年代以降は大都市，その他の都市，郡部の比率はほぼ安定している．

わが国の都市化は表でもわかるとおり，高度経済成長期であった昭和30年代（1955～1965年）を中心に起こったのである．そして，1970年代以降の都市化は，物理的な人口の移動によるよりもむしろ情報化や流通面からの都市化の影

表3 市郡別世帯構成（%）

| | 大都市 | 人口15万人以上 | 人口15万人未満 | 郡部 |
|---|---|---|---|---|
| 1955年 | 17.7 | 36.3 | | 46.0 |
| 1960年 | 21.5 | 45.9 | | 32.6 |
| 1970年 | 20.8 | 26.0 | 26.8 | 26.4 |
| 1980年 | 22.4 | 28.6 | 27.5 | 21.5 |
| 1990年 | 22.8 | 31.2 | 25.6 | 20.4 |
| 2000年 | 23.5 | 30.9 | 25.7 | 19.9 |
| 2010年 | 30.1 | 30.0 | 30.8 | 9.0 |
| 2010/1980 | 1.34 | 1.05 | 1.12 | 0.42 |

*合併のため不連続　●表2に同じ

響が重要であったと思われる．

テレビによる食情報の都市部から地方へのすばやい伝達や，全国展開する大型スーパーマーケットやコンビニの地方進出によって，都市と同じ食品が地方にも供給され食生活は急速に平準化されていった．各地の風土に根ざした地域固有の郷土料理が消え，食生活が次第に平準化，画一化していく過程は食料経済における興味深いテーマのひとつである．

図5は，いくつかの食品についてその地域間格差が縮小していく様子を表している．納豆，豚肉，ぶり，焼酎のような地域による好みの差が大きかった食品ほど，その差の縮小幅が大きいという結果が得られている．このことは食品の好みの地域間格差が急速に小さくなっていることを意味している．

**小規模自営業世帯の減少**

表4は，業態別の世帯構成を示している．1970年から雇用者世帯と自営業のうち雇人ありの世帯割合はほとんど変化していない．雇人のいない生業的な小規模自営業世帯と農耕世帯では世帯数は減少している．特に農耕世帯の減少は激しく，15.3％から1990年には8.1％へ減少し，その後1997年以降は独立して取り扱われずその他の世帯と一緒にされている．

しかし，業態別の世帯構成のなかで最も重要な変化は，雇用者でも自営業者でもない“その他の世帯”の増加で，そのなかでも“所得を伴う仕事をしている者のいない世帯”の増加である．表のその他世帯のカッコ内がその比率を表

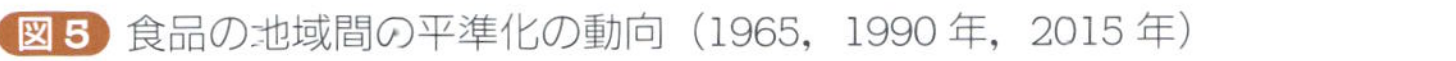

図5 食品の地域間の平準化の動向（1965，1990年，2015年）

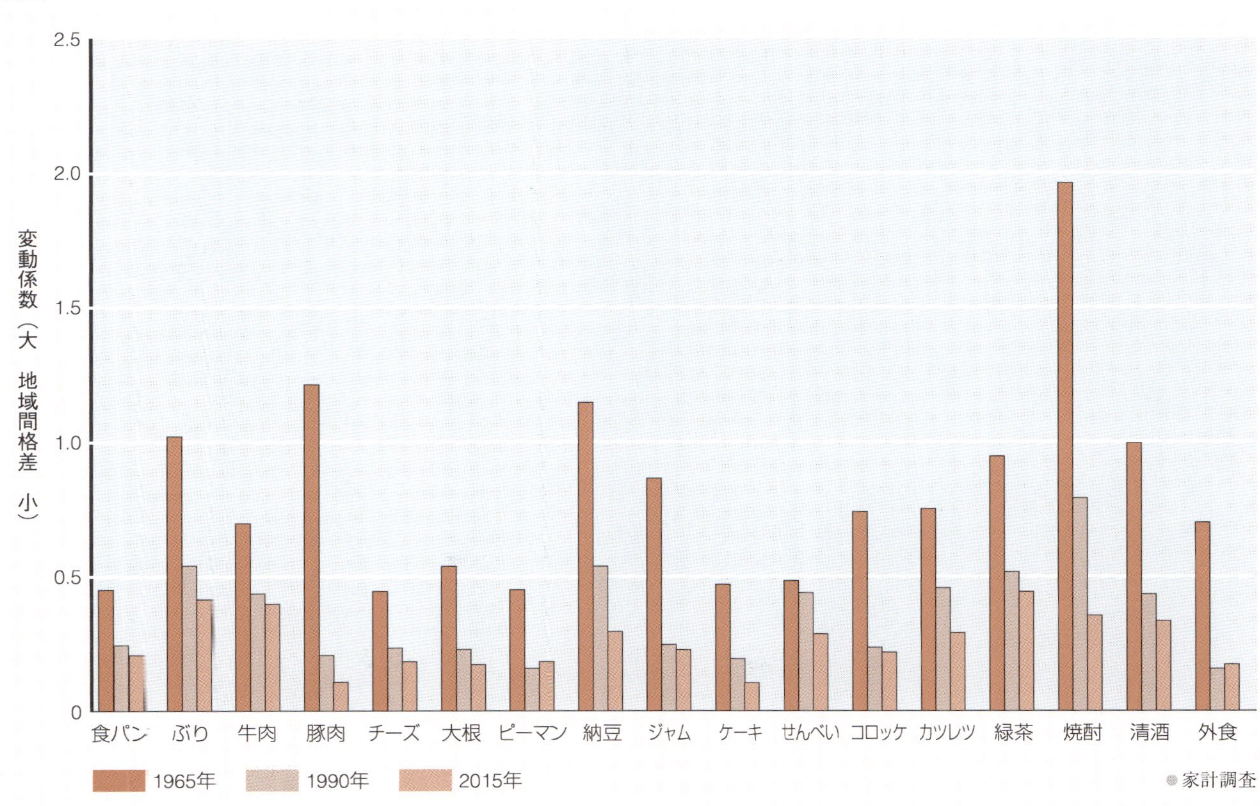

**表 4** 業態別世帯構成（%）

| | 雇用者世帯 | 自営世帯 | | その他（内所得なし） | 農耕世帯 |
|---|---|---|---|---|---|
| | | 雇人あり | 雇人なし | | |
| 1970 年 | 60.4 | 6.1 | 11 | 7.3（ 4.7） | 15.3 |
| 1980 年 | 63.7 | 6.0 | 9.4 | 11.1（ 8.6） | 9.8 |
| 1990 年 | 60.7 | 6.2 | 8.1 | 16.8（12.2） | 8.1 |
| 2000 年 | 60.4 | 6.0 | 7.9 | 25.7（19.7） | |
| 2010 年 | 56.4 | 4.8 | 7.5 | 27.3（21.7） | |

●表 2 に同じ

**表 5** 高齢者の暮らし方（千人，%）

| | 高齢世帯割合 | 高齢者総数 | 単独 | 夫婦 | 子どもと同居 | その他 |
|---|---|---|---|---|---|---|
| 1980 年 | 4.8 | 10,729(100) | 910( 8.5) | 2,100(19.6) | 7,398(69.0) | 321(3.0) |
| 1990 年 | 7.7 | 14,453(100) | 1,631(11.2) | 3,714(25.7) | 8,631(59.7) | 495(3.5) |
| 2000 年 | 13.7 | 21,827(100.0) | 3,079(14.1) | 7,216(33.1) | 10,718(49.1) | 813(3.7) |
| 2010 年 | 21.0 | 29,768(100.0) | 5,018(16.8) | 11,065(37.2) | 10,196(34.3) | 3,499(11.8) |
| 2010/1980 年 | 4.38 | 2.77 | 5.51 | 5.27 | 1.38 | 10.90 |

●表 2 に同じ

しているが，1970 年のわずか 4.7 % から 2010 年には 21.7 % へ急増している．これは主に，この間の年金生活者世帯の増加を表している．雇用者世帯とは違った生活様式をもつ自営業世帯や農耕世帯の減少は，先の都市化とともに食生活の平準化をもたらす重要な要因のひとつである．

**高齢者世帯の増加**

先にみた高齢人口の増加は，当然高齢世帯を増加させるが，人口の増加だけでなく高齢者がその意識や生活の仕方を変えたことによっても高齢世帯比率は上昇する．

**表 5** は，高齢人口が 1980 年の 1,073 万人から 2010 年の 2,977 万人へ 2.8 倍増加したのに対し，高齢者世帯は 4.3 倍と高齢人口の伸びをはるかに上回る勢いで増加し，全世帯に占める比率でも 4.8 % から 21.0 % へ上昇したことを示している．同時に 65 歳以上の高齢者が誰と暮らしているかをみると，子どもと一緒に住むのではなく，単独であるいは，夫婦だけで生活するケースが増加して

表6 世帯類型別一人当たり支出（2010年）

| | | 世帯人員(人) | エンゲル係数(%) | 世帯主年齢(歳) | 一人当たり飲食費(円) | 一人当たり調理食品費(円) | 飲食費に占める構成比(%) | 一人当たり外食費(円) | 飲食費に占める構成比(%) |
|---|---|---|---|---|---|---|---|---|---|
| 勤労者世帯 | 平均 | 3.41 | 21.9 | 47.3 | 20,410<br>1.00 | 2,432<br>1.00 | 11.9 | 4,151<br>1.00 | 20.3 |
| 単身者世帯 | 全世帯 | 1 | 23.1 | 56.8 | 1.83 | 2.24 | 14.6 | 2.77 | 30.7 |
| | 勤労者 | 1 | 24.1 | 40.3 | 2.15 | 2.80 | 15.5 | 4.52 | 42.7 |
| 世帯人員別 | 2人 | 2 | 21.2 | 52.6 | 1.49 | 1.51 | 12.1 | 1.50 | 20.5 |
| | 3人 | 3 | 20.9 | 47.1 | 1.07 | 1.08 | 12.0 | 1.03 | 19.5 |
| | 4人 | 4 | 22.2 | 44.5 | 0.90 | 0.89 | 11.8 | 0.95 | 21.5 |
| | 5人 | 5 | 23.6 | 44.6 | 0.81 | 0.79 | 11.7 | 0.79 | 19.9 |
| | 6人〜 | 6.23 | 24.2 | 47.2 | 0.69 | 0.71 | 12.3 | 0.58 | 17.0 |
| 所得階層別 | 低所得 | 2.99 | 24.6 | 52.9 | 0.99 | 1.08 | 13.0 | 0.74 | 15.2 |
| | 中所得 | 3.56 | 22.0 | 43.9 | 0.91 | 0.91 | 11.9 | 0.94 | 21.0 |
| | 高所得 | 3.53 | 19.9 | 49.2 | 1.19 | 1.09 | 10.9 | 1.32 | 22.6 |
| 年齢階層別 | 30歳〜 | 3.61 | 21.9 | 35.2 | 0.81 | 0.78 | 11.4 | 0.87 | 21.8 |
| | 40歳〜 | 3.77 | 22.7 | 44.4 | 0.97 | 0.97 | 11.9 | 0.88 | 18.5 |
| | 50歳〜 | 3.28 | 20.7 | 54.6 | 1.11 | 1.16 | 12.4 | 0.89 | 16.3 |
| | 60歳〜 | 2.75 | 23.0 | 62.8 | 1.30 | 1.26 | 11.5 | 0.93 | 14.6 |
| 妻就労形態別 | 共働世帯 | 3.45 | 21.0 | 45.3 | 1.01 | 1.04 | 12.2 | 1.16 | 23.3 |
| | 専業世帯 | 3.36 | 21.9 | 45.4 | 0.99 | 0.89 | 10.7 | 1.01 | 20.7 |

世帯人員別・所得階層別・世帯主年齢別は二人以上勤労者世帯
所得階層別：年間収入五分位階層のⅠを低所得，Ⅲを中所得，Ⅴを高所得層とした
共働き世帯：有業3人世帯で夫が世帯主で勤労者，妻も勤労者の世帯
専業主婦世帯：夫のみ勤労者の世帯

●家計調査，2010年

いることがわかる．高齢者が自立して生きることを選択した結果，高齢世帯数が高齢人口以上に大幅な増加を示すこととなったのである．

1980年から2010年までの30年間に，単独で暮らす高齢者は，高齢者全体の8.5％から16.8％へ増加し，夫婦だけで暮らす高齢者も19.6％から37.2％へ増えている．その一方で，子どもと暮らす高齢者の割合は，69％から34.3％へ35％ポイントも減少している．

**世帯類型別飲食費**　さて，世帯構成は以上のような変化をとげているが，それぞれの世帯の飲食費支出を「家計調査」によってまとめ，その特徴を表6に示した．

各世帯の違いをみるために，世帯人員，世帯主年齢，エンゲル係数，一人当たり飲食費，一人当たり調理食品費，一人当たり外食費をとってある．一人当たりの飲食費，調理食品費，外食費については，勤労者世帯平均値と比較した倍率を示し，調理食品費，外食費については各世帯の飲食費全体に占める構成比も計算してある．世帯区分としては，2 人以上勤労者世帯については世帯人員別，世帯所得階層別，世帯主年齢別，また単身者世帯については，高齢単身者を多く含む全世帯と比較的若年単身者の多い勤労者世帯を取り上げた．

また，これらの世帯類型別の結果は，分類の基準変数以外はコントロールしていないので必ずしも正確ではない．たとえば，専業主婦世帯と共働き世帯の違いは，主婦が働いているかいないかによる違いだけでなく，両世帯の所得や，世帯人員や，世帯主年齢の違いによる差を含んでいる可能性がある．このことに注意しながらみていこう．

表によれば，2 人以上世帯では年齢階層別を除いて一人当たり飲食費が高いほどエンゲル係数が低くなっている．また，世帯人員別の世帯からは，世帯人員が増えるほど一人当たり飲食費が減るという食費の規模の経済性も読み取れる．

外食費と調理食品費については，単身者世帯でその支出割合が他の世帯に比較し非常に大きい．単身の勤労者世帯では，調理食品費が飲食費全体の 15.5 %，外食費が 42.7 % にもなっている．所得階層別では，外食費と調理食品費の飲食費に占める割合でみると，高所得層ほど外食費比率は高いが調理食品比率は低いという結果が得られている．専業主婦世帯と共働き世帯の調理食品と外食費を比べると，予想どおり両方とも共働き世帯で支出割合が高いが，特に外食費でその差が大きくなっている．

## 3. 単身者の食生活

**単身者の増加**

単身者世帯は 1990 年の 844 万世帯から，2010 年には 1,236 万世帯へとこの 20 年間で 1.5 倍に増えており，全世帯に占める割合も 25.5 % になった．単身者世帯の男女内訳は，従来男のほうが多かったが，女子単身者の伸びが大きく 2001 年に男女比が逆転し，2010 年

図6 単身者数の年齢構成の変化（千人）

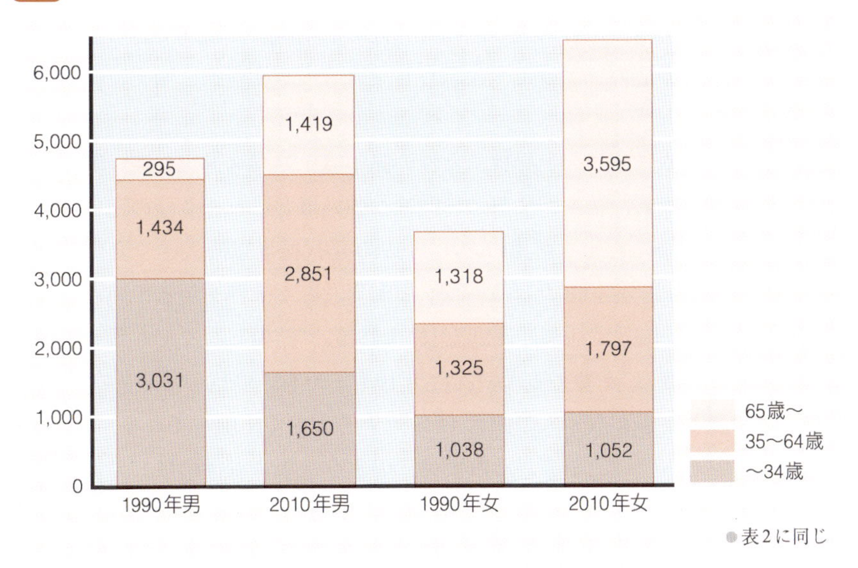


●表2に同じ

時点では男592万人に対し女644万人となっている．

両者の年齢による分布は，図6でわかるように大きく異なっている．男性では若い層と中間層が合わせて76％と多く高齢単身者は24％と少ないのに対し，女性では高齢単身者が約半分以上の56％を占めている．1990年と比較すると，男子単身者では中間年齢層と高齢単身者が大幅に増加している一方で，若年男子単身者が140万人近く減少している．女子単身者では若年層を含めすべての年齢層で増加がみられるが，65歳以上層では20年間にその数が2.2倍となっている．

男女を問わず高齢単身者が急増しているのは，子どもが独立した後も夫婦で住みつづけ，さらに配偶者が亡くなっても残されたものがそのまま一人で世帯を維持しつづける傾向が強まったためで，年金の充実によって独立した生計が立てられるという経済的な理由と，高齢者の子ども世代の多くが高度成長期に地方から都会に出てきてそこで生活を続けており，都会の住居に親を引き取れないという理由もある．

若年層でみられる男女単身者数の動きの違いは，先に述べた晩婚化や未婚率の上昇により増加した独身者のうち，男性独身者では相対的にこれまでより親と同居する割合が増えたのに対し，独身女性では結婚まで親元で暮らす人が減り，身につけた経済力によって一人暮らしをする人が相対的に増えた結果であると思われる．

平均初婚年齢や未婚率の上昇は，女性の高学歴化や職場進出と深い関係があり，学歴が高いほど，また，仕事の専門性が強いほどこれら 2 つの比率は高くなっている．結婚に対する意識の変化も 1980 年代後半以降大きく変化しはじめ，1970 年代には“結婚したほうがよい”が男女とも 8 割を超えていたのに，2001 年の内閣府「国民生活選好度調査」によれば，“結婚しなくても豊かで満足のいく生活ができる”と考える人の割合が 10 代，20 代，30 代の若い男女で 40 % 前後と高く，そう思わない人の割合 15 % 以下を大きく上回っている．

### 単身者の食生活

さて，それではこのような単身者世帯はどのような食生活を送っているのだろうか．単身世帯のなかから 34 歳までの男女若年単身世帯と 65 歳以上の男女高齢単身世帯をとり，2015 年の「家計調査」によって 1 カ月当たりの費目別飲食費をみたものが，図 7 である．

この図でまず目に付くのは，若年世帯の外食費の高さである．この世帯では月に 2 万円を超える外食費が使われ，これに調理食品費と飲料を合わせた 3 費目で全飲食費の 75～80 % を占めている．さらにこれに菓子を加えると全体の 80 % を超えることになる．若年単身世帯では家庭内での調理はほとんど行われず，食料の大部分が買ってきたものでまかなわれるというかなり特異な食生活が営まれていることを示している．

これに対し高齢単身者世帯では，女子世帯はもちろん男子であっても，穀類，魚介類，野菜・海藻へはそれぞれ月 2,500 円以上の支出がみられ，一定量の家庭内調理が行われている．ただ，男子高齢世帯では月 9,500 円程度の外食費が支出されている．また調理食品の購入金額は男子が約 6,300 円，女子が 4,500 円と少なくはない．調理に負担感を抱く高齢層の中食利用傾向は，最近になって強まってきており，増加が著しい高齢単身世帯での中食利用が，中食市場成長のかなりの部分を支えている．

簡便化の進んだ若年単身者世帯の食生活をみたが，最近の若い単身者については，豊かな恵まれた環境に育ち，仕事より家庭を優先し，あくせく働くより

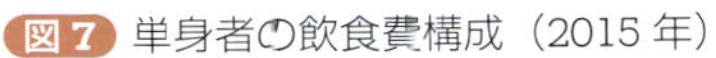
図7 単身者の飲食費構成（2015年）

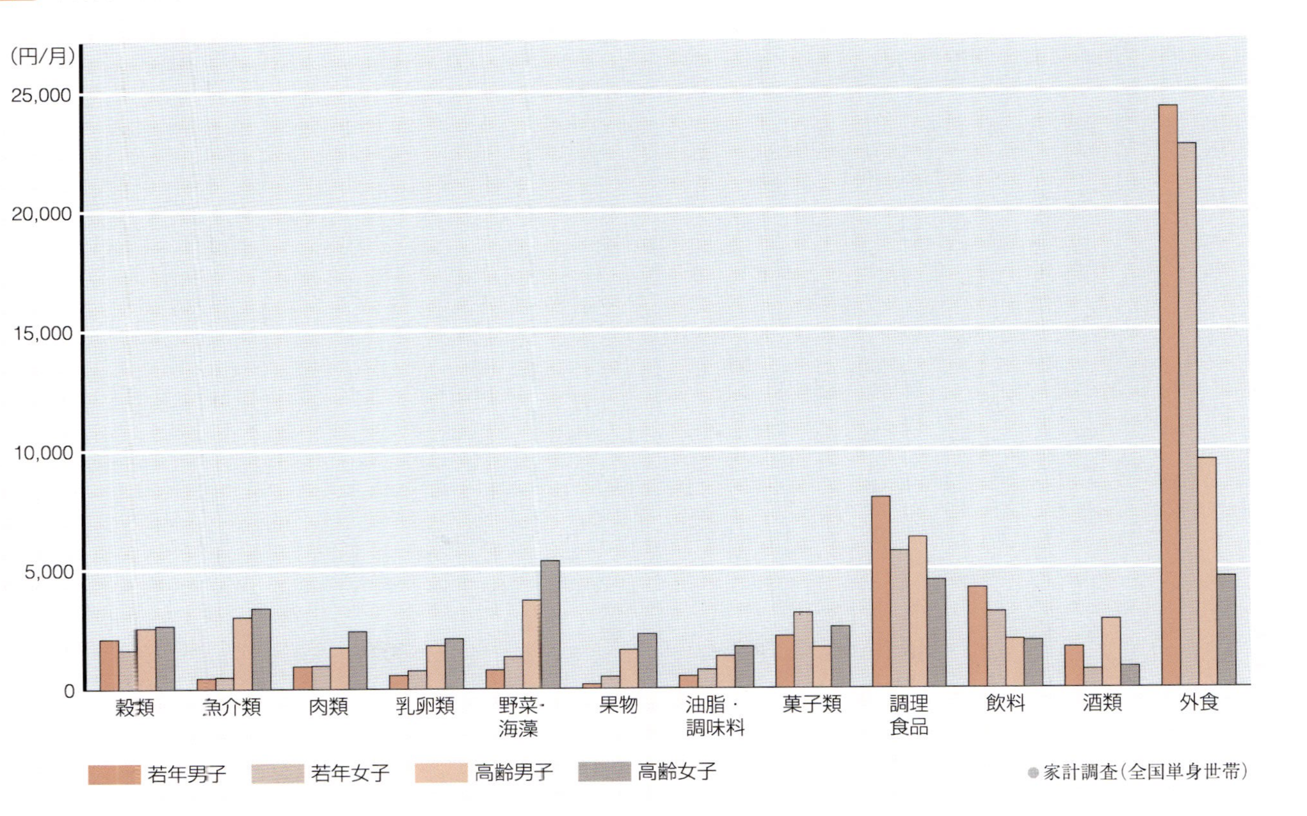

のんびり大過なくという生活意識の持ち主であるといわれている．食に関しても，小さいころからファーストフードやスナック食品を食べ慣れているので，それらに対する偏見がなく評価も高いが，反面食べ物の味の微妙な濃淡が識別できないともいわれている．外食が多く，ミネラルウォーターや茶類を多飲し，総菜や持ち帰り弁当を抵抗なく利用する一方で，健康に対する関心が極めて高い，というのが各種の調査から浮かび上がった若者像である．

**単身者の食生活の問題点**

単身者の増加はいうまでもなく一人で食事をする孤食の増加である．孤食に伴う問題の第1は，栄養のアンバランスである．すでにみたように調理に規模の経済性が働き，一人分の調理が割高になることによって外食や調理食品が利用される．若年層ではこれに，仕事の忙しさが加わってそれが顕著に現れている．しかし，市販の調理食品や外食を中心とした食生活では栄養バランスを維持するのは非常に難しい．栄養教育や関連情報とそれを生かす訓練が必要になっている．

また，一人で食べる孤食には精神的な問題もあるのではないだろうか．大勢で楽しく食べる食事はおいしいが，一人で食べる食事は味気ない．自分だけのために食事を準備するのは面倒で，ついあるもので簡単に済ませたり，好きなものばかりを買ったり作ったりすることもあるだろう．また，食べすぎや飲みすぎも起こりやすい．食生活においても自分自身を律するのは，なかなか大変なことである．一人でも楽しく正しい食事をする工夫を意図的にしていく必要があるが，これは案外難しい仕事である．

第2に，高齢単身者は，先にみたように若年単身者に比べると，生鮮材料を購入して家庭で調理しているけれども，平均世帯に比べると調理食品や外食の利用度は低くない．近くのコンビニの利用率も高まっている．今後ますます高齢世帯が増加するが，調理が負担で適当な総菜や外食があれば利用したいというニーズは大きい．高齢者のニーズにあった調理食品や外食サービスがもっと供給される必要がある．1食分の少量化，薄めの味付け，生活習慣病に配慮した素材の使用などを考えた高齢者向け新商品や，買物を助ける宅配サービスなどの高齢者対応は，食品工業や外食産業に新しいビジネスチャンスをもたらすものである．

図8 専業主婦世帯と共働き世帯の飲食費構成（2015年）

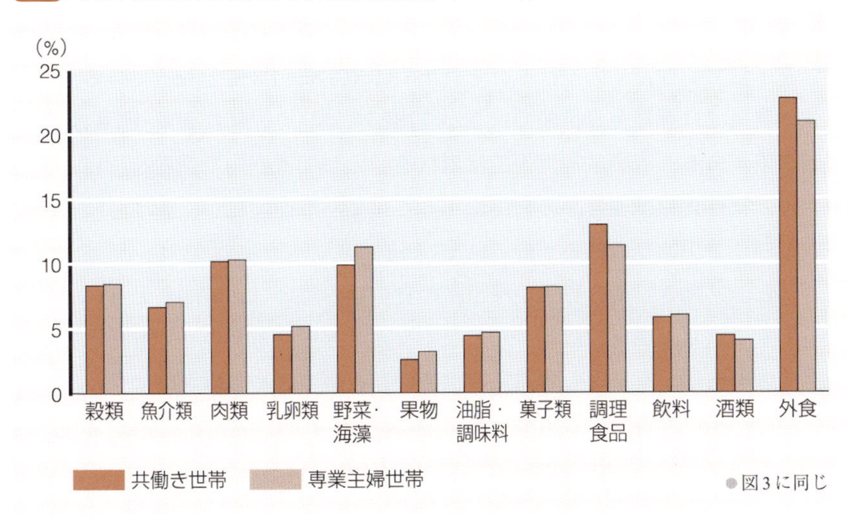


## 4. 女性の社会進出

女性の高学歴化によって，女性の働く能力や働く意識が変化し，初婚年齢や未婚率が上がり，若年の女性単身者が増えたことをみた．しかし，わが国の 2010 年の 25 歳から 29 歳の女性の未婚率は 59.9 % で先進国のなかでも高いほうであるにもかかわらず，35 歳から 39 歳の未婚率は反対に 22.4 % でかなり低くなっている．したがって，先にみた 30 代以降の女性雇用者の増加は，雇用者として家庭の外で働く既婚女性の増加をもたらしている．つまり共働き世帯の増加である．家庭内の主たる調理者とされていた主婦の職場進出は，食生活にどのような影響をもたらしているだろうか．

外で働くようになった主婦は，仕事と家事の両方で時間的に非常に忙しくなった．各種の生活時間調査によれば，働く主婦の家事時間は専業主婦世帯とそんなに違いはない．また，共働き世帯の夫の家事時間も専業主婦世帯の夫よりは多少長いという程度である．その結果，共働き世帯の主婦は仕事と家事の両方の労働負担を，生活の簡便化によって軽減しようとする．食生活でも調理食品や外食の利用によって調理時間の節約がはかられることになる．

図８によって，2015年の共働き世帯と専業主婦世帯の飲食費構成の比較をみると，共働き世帯では専業主婦世帯より調理食品費と酒類と外食費が高い支出割合を示しており，その差はそれぞれ1.6％，0.4％，1.8％となっている．それ以外の費目では専業主婦世帯のほうが支出割合は高く，特に野菜・海藻は1.4％程度の差がある．専業主婦世帯では素材を購入して家庭内で調理を行い，共働き世帯では外食や調理食品の利用によって食生活を簡便化し，調理時間を節約するという予想通りの結果が得られている．

しかし，共働き世帯と専業主婦世帯の食生活の違いは，時間とともに小さくなってきており，現在ではほとんどなくなってきているといっても過言ではない．その理由は，そもそも専業主婦世帯の存在がきわめて限定的になってきているからである．現在，日本で専業主婦世帯としてある程度のグループを形成しているのは，リタイア後の高齢専業主婦世帯と乳幼児を抱えた若い世帯の2つである．

前者の食生活は，専業主婦世帯であるか否かよりもむしろ高齢世帯としての特徴を強くもっている．また，後者については育児休業中であったり，しばらく育児に専念するために退職したりしている世帯であって，妻が長期にわたって家庭に止まる可能性よりも，数年後に職場復帰する可能性が高い．女性の意識の変化に加え厳しい経済情勢もあって，わが国でも女性が働き続けることが普通になりつつある．その結果，専業主婦となるのは女性の一生のうち限られた一時期というようになってきている．両世帯の食生活に差があるとすれば，それは妻が働いているかどうかよりも，小さな子どもがいるかいないかであり，かつてのように両世帯を取り出して家計の比較をする意味が薄れてきているともいえる．

アメリカの食料経済について書かれたベン・セナウアーの著書によれば，1990年代初めにすでに以下のような事実が観察されている．アメリカでは第1子育て期（20歳から40歳）の既婚女性の70％が働いており，6歳以下の幼児のいる母親でもその半数以上が働いている．専業主婦のほうがどちらかといえば例外であるが，それにもかかわらず依然として調理の86％を主婦が行っている．その結果，調理時間は短縮され，ほとんどの家庭で夕食の調理時間は30分以下で，20％の家庭では15分以下であるといわれている．当然調理済み冷凍食品やテレビディナーといわれる電子レンジで加熱するだけの食事やファーストフードの利用頻度が高くなっている．

ところで，働く主婦の増加は，簡便化の進行のほかに食生活にどのような影響を及ぼしているのであろうか．

必ずしも女性が外で働くことだけによって起こっているのではないが，私達の生活は以前よりもずっと忙しくなっている．子ども達は，放課後も塾や習い事で夜遅くまで出かけているし，夫も週休2日制によって平日は以前より帰りが遅くなっている．その結果，かつては普通であった家族がそろって食卓を囲む機会が大幅に減ってきている．

貧しい時代には，家族の最大の役割は相互の助け合いである．日本でも第二次世界大戦直後には，家族が助け合い食料を分け合って食べなければ生きてはいけなかった．好きなおかずがならぶ日は兄弟みんなで奪い合って食べ，白いご飯が食べられるだけで幸せであった．しかし，日本ではそういう時代ははるか昔のことになり，個人が好きなことをやれるような豊かな時代になった．家族の一人一人が忙しくなって，ほかにしたいことがたくさんあるなら，食事は単に必要な栄養をまかなうだけで，一人で素早く済ますほうがいいのかもしれない．

家族の変化の長期的な大きな流れは，どこの国においても個人主義の方向を向いている．個人がそれぞれ一人で食べたいものを，食べたいときに，食べたいように食べる個食や孤食という状況が多くなってきている．個食や孤食に適した便利な食品が提供されるようになり，それを購入することも経済的に可能になってきている．

この問題は，突き詰めていくと，単に食料や食生活を考える食料経済学の範囲を越えて，家族とは何か，個人の幸せとは何かという非常に大きな問題にまで発展する難しい問題である．

# Chapter 5 食料の安全保障と自給率

## 1. 食料の安全保障と国内農業保護

食料の安全保障は，英語ではフードセキュリティという．この言葉は日本でも外国でも広く共通に用いられているが，その意味は必ずしも同じではない．

食料不足に苦しんでいる貧しい開発途上国では，食料の安全保障とは，文字どおりその日その日の食料を確保することである．後に9章で詳しく述べるが，FAO（国連食糧農業機関）の報告書によれば，2010年の世界の飢餓人口は推計9億2,500万人で，慢性的栄養不足に苦しんでいるとされる．また，とりわけ政情の不安定なアフリカや南アメリカの諸国では，農業生産も安定しないうえ，クーデターや内戦などのため，餓死に直面している人々も少なくないことは，テレビや新聞にもよく報道されている．

一方，食料消費が成熟段階に達してフードシステムが発展している豊かな国では，食料の安全保障は，異常事態における危機管理の問題である．異常気象による大凶作や，戦争による貿易の停止などが万一起こった場合に，国民の生存に必要な食料を保障するのは，豊かな国の政府の責任である．アメリカでも西ヨーロッパ諸国でも，食料の安全保障はこのような意味で使われている．

**日本のフードセキュリティと食料自給率**

日本はいうまでもなく，豊かな国である．しかしながら，日本にとっての食料の安全保障は，必ずしもアメリカや西ヨーロッパと同じではない．それは日本が人口と食料の面で，先進国のなかで他と違った特殊な条件におかれているからである．

日本の特殊な条件を示す手近な指標は，食料の自給率である．食料の自給率にも，**表1**に示すようないろいろな計算方法があるが，どの方法で計算しても，日本の食料自給率は先進国のなかでは異常に低く，また現在でも毎年低下しつづけている．

**表 1** 食料自給率の計算方法

$$①供給熱量自給率=\frac{畜産物以外の国内生産熱量+畜産物の国内生産熱量}{国内総供給熱量}\times 100$$

畜産物については，飼料自給率を乗じて輸入飼料による熱量供給分を控除する

$$②穀物自給率=\frac{国内生産量}{国内消費仕向量}$$

穀物には飼料用穀物が含まれる

$$③食用穀物自給率=\frac{国産穀物食用向消費量}{国内食用向穀物消費量}$$

**表 2** 穀物自給率の国際比較（%）

| | 1961 年 | 1970 年 | 1980 年 | 1990 年 | 2000 年 | 2010 年 |
|---|---|---|---|---|---|---|
| 日本 | 74 | 45 | 26 | 26 | 25 | 23 |
| オランダ | 35 | 31 | 26 | 34 | 27 | 16 |
| マレーシア | 53 | 55 | 48 | 32 | 25 | 22 |
| 韓国 | 100 | 75 | 43 | 41 | 30 | 23 |
| 中国 | 95 | 99 | 94 | 105 | 92 | 103 |
| ドイツ | 63 | 71 | 83 | 112 | 124 | 114 |
| イギリス | 52 | 59 | 98 | 116 | 112 | 96 |
| アメリカ | 115 | 113 | 157 | 143 | 134 | 120 |
| フランス | 116 | 140 | 177 | 209 | 192 | 185 |
| オーストラリア | 306 | 242 | 300 | 292 | 323 | 235 |

● FAO：Food Balance Sheet

**表 2** は，先進国の穀物自給率を比較したものである．表からも明らかなように，アメリカは穀物の大輸出国であり，EU も国によって差があるけれども全体としては穀物自給率が 100 % を超えている．これに対して日本では，2010 年の穀物自給率はわずかに 23 % にすぎない．

日本の穀物自給率は，なぜこのように低いのだろうか．その最も基本的な原因は，人口と比較して農地面積が狭いからである．日本はそもそも国土面積に対して人口が多く人口密度が高いが，そのうえ国土の約 70 % を急傾斜の山が占めていて，農業に利用できる土地の面積は非常に少ない．

**表 3** は，このような日本の農業条件を，いくつかの先進国と比較したもので

表3 農業条件の国際比較（2010年）

| | 国民一人当たり農用地面積（ha/人） | |
|---|---|---|
| | 農地計 | うち耕地 |
| 日本 | 0.04 | 0.04 |
| ドイツ | 0.21 | 0.15 |
| イギリス | 0.27 | 0.10 |
| フランス | 0.46 | 0.29 |
| アメリカ | 1.32 | 0.50 |
| カナダ | 1.85 | 1.27 |
| オーストラリア | 17.98 | 1.92 |

注）農地＝耕地＋牧草地

FAO：FAOSTAT

ある．日本の国民一人当たり農地面積（牧草地を含む）は，フランスの10分の1，アメリカの30分の1以下であり，カナダやオーストラリアなどと比べるとほとんど問題にならないほど少ない．

日本の人口は2010年で1億2,806万人である．人口が1億人を超えているのは，世界で10カ国ほどしかないのだから，日本は世界の大人口国のひとつであるが，それにしては農地面積は異常に小さい．食料の基本である穀物の生産量は，

穀物生産量＝作付面積×収量

という式で示されるが，日本の穀物(米)収量は1ha当たり4〜5tであり，アメリカや西ヨーロッパの穀物(小麦)収量と大差ない．日本の穀物自給率が異常に低いのは，国民一人当たり農地面積が小さいことからくるものであり，それ自体はどうすることもできない．

**食料安全保障の3つの手段**

ところで，異常事態における食料の安全保障政策としては3つの手段が考えられる．国内生産(食料の自給)，備蓄（在庫の保有）および輸入の安定化である．このうち最も基本的な手段が国内生産であることはいうまでもないが，日本のように農地に恵まれない国ではすべての食料を国内で生産することは不可能である．また国内生産は農業条件に恵まれた国から輸入する食料に比べて高くつく．

備蓄在庫を保有することは，一時的な食料不足に対する最も有効な対策である．1994 年の冷害による米の大凶作のとき，政府の在庫保有量は 20 万 t ほどで，年間の消費量 1,000 万 t に比べてほとんどゼロであったが，もし 100 万 t 程度の備蓄在庫があれば，“平成米騒動”などは起こらなかったに違いない．しかし備蓄在庫も費用がかかり，かつ多く保有すればするほど費用はかさむ．

食料の安全保障にとって基本的な問題は，安全保障の水準とそのためにかかる費用との関係をどう評価するかである．危機に際して生存のために必要な食料を確保することが政府の国民に対する責任であることは誰もが認める．しかし，そのための手段と，そのために必要な費用とをどう評価するかという点では，いろいろな立場や考え方があるのである．

農業条件に恵まれた国から安い食料を輸入するのは，最も費用のかからない方法である．危機になっても輸入がストップしないようにするためには，輸出国と長期の契約を結ぶとか，輸入先を分散化していろいろの国から買い入れるとか，いろいろの方策が考えられるし，実際にも行われている．しかしながら費用がかからない分，この方法は危機対策としてあてにはならない．戦争にでもなれば輸送が不可能となるし，またどんな国でも自国民を飢えにさらしておいて食料を輸出することなどはできないからである．

日本にとっても，食料の安全保障は，必要な費用を考慮しながら以上の 3 つの手段を組み合わせていくしかないが，そのうちの国内生産，つまり食料の自給は，ひとつの問題をかかえている．それは，国内農業の保護という政策が，貿易の自由化という市場経済の原則と矛盾するからである．

1986 年から始まった GATT（貿易関税一般協定）のウルグアイ•ラウンドでは，それまで工業製品とは違った扱いを受けていた農産物についても貿易自由化を進めることが議題となった．ウルグアイ・ラウンドでは，アメリカをはじめとする農地に恵まれた穀物輸出国の穀物貿易自由化の主張と，アメリカに比べると農業生産力の弱い E U，そして異常に農地－人口比率と食料自給率の低い日本などの国内農業保護の要求とが対立して，農業貿易交渉が難航し，1994 年になってようやく一応の決着をみた．この交渉の結果，それまで自由貿易の例外と認められてきた食料（農産物）についても，関税以外の手段による貿易制限や国内農業保護は原則として廃止するという“包括的関税化”が成立したが，日本と韓国の米は関税化が猶予され，日本は2000年まで，韓国は2005年まで，一定量以上の輸入はしないという輸入数量割当（IQ）を残すことが認められた．食料の安全保障問題に関する日本の特殊な立場が，一応は認められたことになる．

ウルグアイ・ラウンドの後GATTは廃止され，それに代わって世界貿易機関(WTO)が創設された．WTOでは，2000年に農業交渉の新しいラウンドを開始した．しかしGATTのウルグアイ・ラウンドと基本的には同じ対立が解消されないため，2006年までに決着することを目標として，難しい交渉が続けられている．

なお，日本の米は，2000年の猶予期間をまたず1999年4月から関税措置に切り替えられた．現在の関税は，341円/kgで，関税率にすると約490％である．

## 2. 日本の食料自給率

食料の国内生産が，食料安全保障のための重要な手段であることは前節で説明したとおりである．しかし食料の自給率と食料安全保障との関係はみかけほど簡単ではない．この点を理解するには，日本における食料自給率低下の原因を検討してみるとよい．

**図1**に示すように，1960年ごろの日本の食料自給率は80％くらいであり，それほど低くはなかった．しかしその後は一貫して下がりつづけ，とりわけ1960年から1980年までの期間には急激に低下している．

**表1**に示したように，食料の自給率は国内生産量を国内消費量で割ったものである．したがって，自給率の低下の原因は，分子である生産面と，分母である消費面とに分けて考えなければならない．

まず生産面であるが，**図2**の農業生産指数をみると，国内農業生産は1980年代まではかなりの増加を続けていることがわかる．1960年に対して，1985年は45％の増加である．この間の人口増加は30％であるから，一人当たり農業生産はむしろ増加している．

ただし，1990年代以降は，農業生産指数は次第に低下し，2005年には119となった．1960年にくらべればまだ高いけれども，1980年代なかばのピークに比

図1 食料自給率の推移

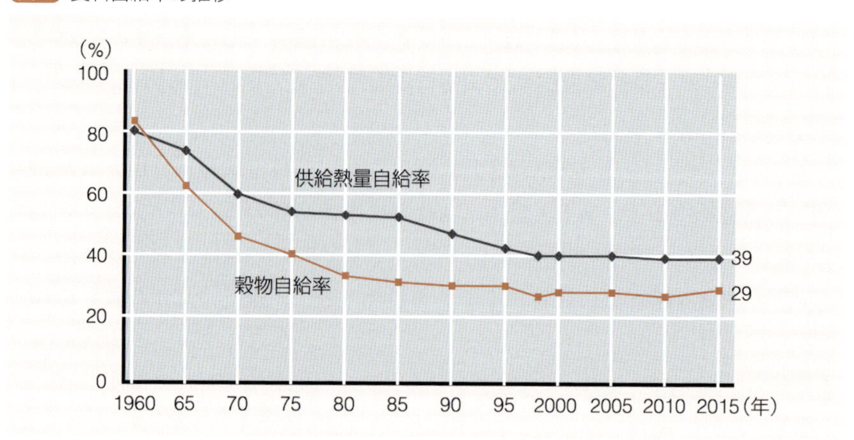


●農林水産省：食料需給表

図2 農業生産指数および農産物輸入指数

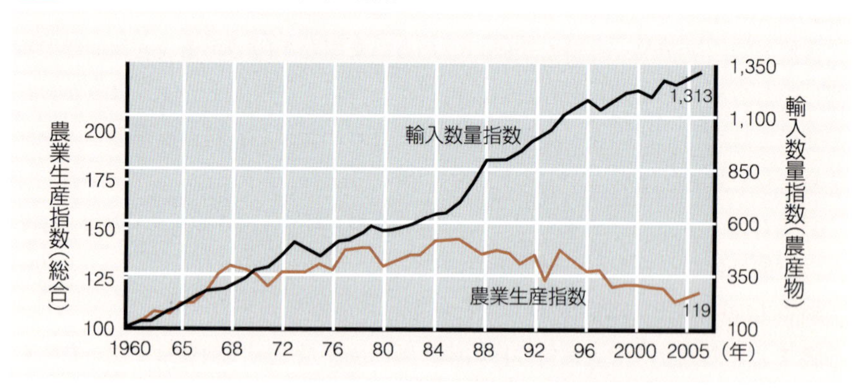


●食料・農業・農村白書付属統計表

較するとかなりの低下であり，またこの間の人口増加率 35％ を下回っている．

1990 年代における国内農業生産の低下にはいくつかの原因がある．そのひとつは，ウルグアイ・ラウンド以後の農産物輸入規制の緩和による外国産食料の輸入増加である．これは図 2 の農産物輸入数量指数の上昇にはっきり示されているとおりである．

国内要因も農業生産の低下をもたらしている．農業就業者数が減少するとともに，農業労働力の高齢化が急速に進み，2005 年には 65 歳以上の割合が 55 % を超えるまでになった．また，農地面積の減少も著しく，1960 年には 600 万 ha，1990 年には 520 万 ha であったものが，2005 年には 470 万 ha まで減少した．平均すると毎年 4 万 ha ほどの農地が失われていることになる．

**食料自給率低下の原因**

1960 年から 1980 年に至る期間の食料自給率の急激な低下の主要な原因は，国内農業生産の減少ではなく食料消費の増加と，その内容の変化である．とりわけ米消費の減少と畜産物消費の増加とが，食料自給率を大きく引き下げた．1990 年代以降になると，国内農業生産の減少も自給率低下の要因となっている．しかし総合的にみれば，経済成長に伴う食料消費の成熟が，現在までの食料自給率低下の基本的原因である．もし，日本人の食生活が 1960 年代のパターンに戻るならば，自給率はかなり高い水準になるのである．

食料の安全保障の目的は，危機に際し生き残ることであり，高級化し高付加価値化した現在の日本の食生活を維持することではない．自給率の低下が主として食料消費の成熟によるものである以上，食料の自給率と安全保障とを直結するのは誤りである．

**図 2** によると，農産物の輸入数量指数は 1980 年代以降急激に上昇して，2005 年には 1960 年の 13 倍になっている．高級化し高付加価値化する食料消費を充足するためには，国内生産だけでは足りず，輸入を増やすしかなかった．輸入が急激に増加した結果として，食料の自給率は低下したのである．

**表 4** は，2000 年と 2010 年における輸入食料品の内訳を示したものである．金額表示であるから，食料自給率の計算と直接結びつけることはできないが，いくつかの注目すべきことが読み取れる．

第 1 に，輸入食品の第 1 位は豚肉であり，また上位 10 品目のなかには，エビやマグロやアルコール飲料が入っている．このような食品は豊かな食生活にとっては重要だが，危機における生存対策とは無関係である．エビやワインの輸入まで入れて計算した食料自給率は，食料の安全保障を考えるうえでは，その意味に十分注意して用いなければならない．

第 2 に，トウモロコシが 2000 年には第 6 位，2010 年には第 2 位を占めているが，これはほとんどすべて飼料用である．数量でみると，近年のトウモロコシ

表4 輸入食料の上位 10 品目（10 億円）

| 2000 年 | | 2010 年 | |
|---|---|---|---|
| 豚肉 | 347 | 豚肉 | 394 |
| エビ | 326 | トウモロコシ | 346 |
| 牛肉 | 279 | 果実 | 222 |
| カツオ・マグロ | 218 | 牛肉 | 200 |
| 果実 | 212 | エビ | 181 |
| トウモロコシ | 203 | アルコール飲料 | 175 |
| アルコール飲料 | 189 | カツオ・マグロ | 172 |
| 大豆 | 131 | 小麦 | 149 |
| サケ・マス | 115 | サケ・マス | 144 |
| 小麦 | 111 | 大豆 | 100 |

●農林水産省

の輸入量は約 1,600 万 t であり，飼料用の穀物全体では 2,000 万 t くらいになる．日本の穀物自給率が低下したのは，穀物から畜産物へという食生活の高級化に伴って，飼料用穀物の輸入が多くなったからだということがよくわかる．

第 3 に，小麦の輸入は 2000 年には第 10 位，2010 年には第 8 位となっている．数量でみると，毎年約 500 万 t の食用小麦が輸入されている．小麦を輸入する一方において，1970 年以後，米の作付制限政策（減反政策）が実行され，毎年 300 万 t ないし 400 万 t の米の生産が抑制されていることと合わせて考えると，ここにもひとつの問題がある．もし小麦の輸入をやめて，その代わりに昔どおり米を食べることにすれば，日本の食料自給率は直ちにその分だけ高くなるからである．

米の減反の一方で大量の小麦を輸入せざるをえないのは，米の消費が減り，その一部がパンやパスタに代替されたからである．これは消費者の選択であり，米の過剰問題が起こって以来，政府も農協も米の消費拡大のためにさまざまな手段を実行してきたが，現在でもまだ一人当たり米消費量の減少傾向は止まっていない．消費者の側からすれば，安い価格でいくらでも小麦を輸入できる平常時において，パンを食べるのをやめてごはんにする理由は何もないのである．

ここで念のために付け加えておくが，日本の気候条件のもとでは，小麦の国内生産は非常に難しい．米が過剰になってから，水田の一部で小麦を作る努力はなされているけれども，収量は低く不安定であり，品質もあまりよくない．アジア・モンスーン地帯の国はどこでもそうだが，古くから小麦ではなく稲作中心の農業が発展してきたのには適地適作という必然的な理由があり，消費が変わったからといって簡単に生産を切り替えることはできないのである．

**食料自給力**

最後に，食料の安全保障について最も重要なことをひとつ述べておかなければならない．それは，平常時の飽食の時代のもとでは輸入食品に頼っていても，万一輸入がストップした場合に，最小限必要な食料の国内生産ができる潜在能力を維持しておくことである．この場合には，消費者も小麦を米に切り替えるだけではなく，チーズや牛肉をイモ類に切り替えることすら必要となるだろうが，食料の内容ではなく必要な量を供給するのは政府の責任である．

食料生産の潜在能力のことを食料自給力とよぶが，それは農地・農業用水等の農業資源，肥料や品種なども含めた農業技術，そして農業就業者数に左右されることになる．農林水産省は，農地を最大限有効に活用した時に，どれだけの食料を生産できるかを試算した．それによると，生存に必要な食料が確保できるかどうかは，何を栽培するかで大きく異なる．2015 年には，米・小麦・大豆中心の栽培だと 1 人 1 日当たり 1,463～1,827 kcal のカロリーを供給できるが，それは 1 日当たり必要とするエネルギー量（2,146 kcal）には足りていない．一方，イモ類中心の栽培だと 2,381～2,687 kcal のカロリーを供給できる．ただ，いずれも畜産物の供給はまれにしか口にできない水準である．

食料自給力を 1965 年までさかのぼるならば，米・小麦・大豆中心だと 2,035～2,185 kcal，イモ類中心だと 3,090～3,300 kcal となった．かつてのこの高い値が低下したのは，農地面積が減少したからである．1960 年代には約 600 万 ha だったのが，2015 年には 450 万 ha を下回っている．現在日本にある約 450 万 ha の農地は貴重な資源である．食料の安全保障にとって何よりも重要なのは，優良農地を荒廃や転用をさせず，その保全に努めることである．

## 3. 食品の内外価格差

市場経済の原則は“1 物 1 価”である．同じ商品が異なった価格で取り引きさ

**表 5** 主要食料品小売価格の国際比較（2006 年 11 月東京＝100）

| | 東京 | ニューヨーク | ロンドン | パリ | シンガポール |
|---|---|---|---|---|---|
| 米 | 100 | 75 | 135 | 169 | 100 |
| 食パン | 100 | 168 | 54 | 100 | 60 |
| スパゲッティ | 100 | 82 | 76 | 71 | 95 |
| サケ | 100 | 105 | 120 | 155 | 118 |
| 牛乳 | 100 | 95 | 78 | 96 | 116 |
| 鶏卵 | 100 | 139 | 139 | 188 | 110 |
| キャベツ | 100 | 240 | 196 | 212 | 248 |
| 砂糖 | 100 | 135 | 136 | 130 | 70 |
| ポテトチップス | 100 | 90 | 120 | 82 | 105 |

●農林水産省：調査

れているときには，市場メカニズムのどこかに故障がある．価格は経済の状態を示す体温計のようなもので，経済が無駄なく効率的に動いていると，自然に1物1価の均衡に達するのである．

貿易は，国境を越えて市場メカニズムを働かせ，経済の効率を高める手段である．完全な自由貿易のもとで世界がひとつの市場経済に統合され“世界1物1価”が実現されるのは，すべての国が統合されて世界連邦となり，永久平和が実現されるのとならんで人類社会の夢であり，究極の理想でもある．

しかし実際には，この理想はなかなか実現せず，国境の内と外で同じ商品の価格が異なる“内外価格差”はなくなるどころか，場合によっては大きくなったりする．本節では，食品の内外価格差，つまり日本の食品価格が国際価格ないし外国の価格と比べて高いという問題を考えてみよう．

食品の価格といっても，農産物の生産者手取価格(農家庭先価格)，流通段階での卸売価格，消費者が買うときの小売価格などいろいろあるが，多くの人が身近に経験するのは小売価格の差であろう．海外旅行をしたときに，ホテルの朝食の値段や，スーパーマーケットに並んでいる果物や肉製品などの価格を日本円に換算してみると，日本の価格よりだいぶ安いことが多い．

**食品小売価格の国際比較**

**表 5** は，食料品の主要品目について，東京の小売価格を外国の都市と比較したものである．この表を見る限

りでは，東京の価格と外国の諸都市の価格について簡単に判断することはできそうにない．内外価格差にはいろいろの要因が関係しているが，それについては表6も含めて説明する．

消費者の立場からすると，もし他の条件が同じなら，小売価格は安いほうがよい．食料品のように毎日必ず買わなければならない必需品の場合には，なおさらそうである．しかしより深く考えてみると，内外価格差の問題はそれほど簡単ではなく，単純に“高いのは悪く安いのはよい”というわけにもいかないのである．

問題の鍵は“もし他の条件が同じなら”というところにある．これは経済学ではよく使われる表現であるが，実際問題に応用する場合には十分注意して使わないと，誤った結論に導かれることが少なくない．なぜならば，経済はその各部分がバラバラに動いているのではなく，いわば人間の身体のように，全体が有機的に関連しているからである．

経済学では，経済全体の有機的な関連をみるのが本質であって，これを“一般均衡理論”とよんでいる．しかし実際に，たとえば米価の問題とか外食産業の問題とかを考える場合には，分析を簡単にするために“他の条件一定”という仮定をおかざるをえない．このような仮定に基づく分析が“部分均衡理論”である．実用上は一般均衡理論を厳密に適用することは難しいので，部分均衡理論が用いられることが多いが，経済全体の有機的な関連に注意を払うことを忘れてはならない．

#### 内外価格差と3つの条件

内外価格差については，3つの重要な“他の条件”がある．そのひとつは為替レートである．表5には示されていないが，いうまでもなくニューヨークの価格はドル，ロンドンの価格はポンドなど，実際の小売価格はそれぞれの国の通貨による価格であるから，直接に比較はできない．表5は，2006年11月の為替レートを用いて換算したうえで比較したものである．

2006年のドルと円の交換レートは1ドル＝120円くらいである．ニューヨークの価格と東京の価格の比較は，たとえばニューヨークの価格に120を掛けて円に換算して行うことになる．ニューヨークの米の価格75は東京の価格を100とした指数だから，次のようになる．

$$\text{ニューヨークの米価指数} = \frac{\text{ニューヨークの米価(ドル/kg)} \times 120\text{(円/ドル)}}{\text{東京の米価 (円/kg)}} \times 100$$

この式から明らかなように，もし2006年の為替レートが1ドル＝200円であったならば，ニューヨークの米価指数は75ではなく125(＝75×200/120)となって，東京より高くなってしまう．

この場合，日本の消費者にとって国内で買う米の価格には変わりはない．ただアメリカへ旅行した場合には，1ドルにつき120円ではなく200円支払わなければならなくなり，アメリカでの買物は高くつくようになる．この限りでは，米の内外価格差は消滅したけれども，日本の消費者にとってプラスは何もなく，マイナスがあるだけである．

もちろん，為替レートが120円になっていたのは偶然ではないし，またその変化は経済全体に大きな影響を及ぼすので，上に述べたことはやはり“部分均衡理論”にすぎず，問題を単純化しすぎている．しかし実際にも1985年には1ドル＝238円だったのであるから，内外価格差の計算結果と為替レートとの関係は，無視するわけにはいかないのである．

“他の条件”の第2は，それぞれの国の一人当たり所得である．この比較も，普通はドルに換算した一人当たりGDPで行われるので，ここにも為替レートの問題が入ってくるが，その点はこれまでの説明でほぼついているので，ここでは繰り返さない．

一人当たり所得の高さには，内外価格差に関連して二重の意味がある．第1は，いうまでもなく消費者の購買力である．日本の食品価格が低下したとしても，もし同時に消費者の一人当たり所得も平行して低下するとすれば，消費者の利益にはならない．国内価格の低下が利益となるためには“一人当たり所得は一定”という条件が必要なのである．

ところで，多くの消費者が雇用者として所得を得ている現状では，一人当たり所得の高さは賃金水準とほぼ比例しているはずである．賃金は商品を供給する企業の側からみれば生産費用である．したがって，賃金が高くなれば生産費用も高くなり，価格も上昇せざるをえない．この面から考えると，賃金の高い国では食品価格も高くなるのが自然であって，食品価格が変化する場合に“賃

**表 6** 食料品小売価格の日米比較

| | 食料品小売価格（アメリカ＝100） | 消費財総合価格（アメリカ＝100） | 一人当たり GDP（アメリカ＝100） | 為替レート（円/$） |
|---|---|---|---|---|
| 1955 年 | 40 | 40 | 10 | 360 |
| 1960 年 | 40 | 40 | 16 | 360 |
| 1965 年 | 53 | 49 | 24 | 360 |
| 1970 年 | 58 | 52 | 38 | 360 |
| 1975 年 | 82 | 77 | 61 | 299 |
| 1980 年 | 101 | 95 | 81 | 217 |
| 1985 年 | 94 | 82 | 67 | 221 |
| 1990 年 | 124 | 113 | 117 | 141 |
| 1995 年 | 175 | 152 | 147 | 94 |
| 2000 年 | 149 | 122 | 104 | 108 |
| 2005 年 | 129 | 106 | 85 | 110 |

●荏開津典生：農業経済学，岩波書店，2008.

金（一人当たり所得）一定”を仮定することは無理なのである．

“他の条件”の第 3 は食料の安全保障のための国内農業保護である．内外価格差を小さくするための最も手近な方法は，安い外国製品の輸入を増やすことである．しかし輸入が増えれば，国内農業が圧迫されるのは明らかである．輸入による内外価格差の縮小は，食料の安全保障について“他の条件一定”というわけにはいかない．この問題については，すでに前節で述べたとおりである．

**表 6** は，1955 年から 2005 年までの期間について，アメリカと日本の食料品小売価格を比較したものである．表から明らかに読み取れるように，日本の食料品小売価格がアメリカよりも割高になったのは 1990 年以後であり，1960 年代や 70 年代には日本のほうがずっと安かった．これは消費財全体についてもほぼ同じである．日本の小売価格がアメリカよりも高くなったのは，一人当たり GDP がアメリカを上回るようになってからである．その背後に為替レートの変化，つまり円高があったことも **表 6** に示されているとおりである．

## 4. 米生産費の国際比較

前節では食品小売価格の内外価格差について述べた．小売価格はフードシステムと消費者の接点であり，フードシステムの全体としての成果を示すものである．小売価格には，農水産業，食品流通業，食品工業の生産性や生産費用がすべて反映されている．

ところで，どんなに発展したフードシステムのもとでも，消費者に供給される食料のすべては，農水産業の生産物から作られたものである．農水産物なしに人間の食料を作ることができないことは誰でも知っている．その意味で，食料供給における農水産業の重要性は，現在でも決して低下していない．

食料の安全保障の問題においては，農水産業の役割は特に大きい．危機に際しては，食料消費は栄養摂取のための手段に戻り，農水産物とりわけ穀物が手に入るかどうかが決定的な問題となるのである．安全保障を目的とした食料の国内生産という場合“食料”というのは穀物のことであるといってもよい．そこで，本節では日本の穀物生産の費用と内外価格差について説明しよう．

日本の穀物生産というのは，ほとんど米生産のことである．日本でも小麦やトウモロコシなどが生産されていないわけではないが，穀物生産全体の 90％以上は米である．北海道の一部などを除いて，日本の気候風土のもとでは米以外の穀物は非常に作りにくく，収量も不安定で品質もよくないからである．

このように，日本の穀物生産では米が圧倒的なシェアを占めているが，近年日本の米の生産者価格は外国と比較して非常に割高となってきた．米の生産者価格における内外価格差は，食料品小売価格の内外価格差よりもずっと大きい．

**米価の国際比較**

**表 7** は，日本の米価をアメリカおよびタイと比較したものである．近年では，日本の生産者米価はアメリカの 5 倍以上，タイの 10 倍くらいになっている．

さて，価格はいうまでもなく生産費に基づいて決まる．米の内外価格差は，米生産費の内外格差を反映したものである．では，日本の自然条件に最も適した穀物であるにもかかわらず，米の生産費はタイやアメリカに比べてどうしてそんなに高いのだろうか．以下では，生産費をいくつかの要因に分解する式を用いて，この疑問に答えてみよう．

表7 米の内外価格差（タイ＝100）

| | 生産者価格 | | 消費者価格 | |
|---|---|---|---|---|
| | 日本 | アメリカ | 日本 | アメリカ |
| 1980年 | 688 | 143 | 447 | 353 |
| 1985年 | 965 | 252 | 527 | 347 |
| 1990年 | 984 | 159 | 571 | 242 |
| 1995年 | 1,295 | 137 | 790 | 232 |
| 2000年 | 991 | 68 | 845 | 270 |
| 2001年 | 1,262 | 74 | 870 | n.a. |
| 2002年 | 1,127 | 178 | 848 | 312 |

●農林水産省推計

$$米価生産費(円/t) = \frac{1ha当たり労働費}{米収量(t/ha)} \times \frac{1ha当たり総費用}{1ha当たり労働費} \cdots (1)$$

上の式では，総費用のなかから労働費だけを取り出している．これは穀物生産費の国際比較では，労働費の違いが決定的に重要だからである．もちろん厳密な分析のためには労働費以外の費用（肥料代，農機具費など）も考慮に入れなければならないが，ここでは簡単にするためにそれらは無視して，(1)式の第1項だけに着目する．

(1) 式の第1項は，さらに次のように分解できる．

$$\frac{1ha当たりの労働費}{米収量(t/ha)} = \frac{1ha当たり労働時間}{米収量(t/ha)} \times 1時間当たり賃金 \cdots (2)$$

**米価格差の要因**

表8は，以上の式に出てきた要因を日本，タイ，アメリカについて比較したものである．日本とタイとを比べると，収量においても労働時間においても，日本はタイよりすぐれている．しかし日本の賃金はタイの40倍近くも高い．日本とタイの米価の差は，この賃金の差によるものであることが明らかである．

次に日本とアメリカを比べると，収量と賃金とには大きな差はないが，労働時間については，日本はアメリカよりずっと劣っている．1 ha当たりの労働時

**表8** 米生産費の比較（1987年）

| | | 日本 | タイ | アメリカ |
|---|---|---|---|---|
| 平均農場面積 | (ha) | 0.8 | 5.3 | 114.0 |
| 玄米収量 | (t/ha) | 5.3 | 1.5 | 4.9 |
| 労働時間 | (時/ha) | 481 | 600 | 20 |
| 賃金 | ($/時) | 6.91 | 0.18 | 5.82 |
| 平均生産費 | ($/t) | 2,158 | 132 | 199 |

●亀谷昰・堀田忠夫：米産業の国際比較．養賢堂，1991

間には，25倍もの差があるのである．

日本とアメリカの労働時間の差は，**表8**に示した農場規模の差からきている．日本の稲作農場が平均面積1 haにも及ばない零細規模であるのに対して，アメリカの農場は100 haを超えている．日本では大型の農業機械を十分活用することは困難だが，アメリカでは軽飛行機での播種や肥料散布などが可能なため，このように少ない労働時間ですむのである．

タイと日本の賃金格差は，タイ経済が発展するにつれて次第に縮小するであろうが，40倍の格差がなくなるのにはやはり相当の年月がかかると思われる．それよりも困難なのは，日本の農場面積の拡大である．農場面積を拡大するためには，土地の売買または貸借という“不動産取引”が必要だが，不動産取引は，その名のとおり動かないものを動かすことであり，不可能ではないにしても非常に困難である．たとえば成田空港の建設に当たっては，約1,000 haの土地を買い集めるのに，国の総力をあげてもことは容易には進まなかった．個人の力で100 haのまとまった農地を買い集めるのは，それにも匹敵する困難な仕事なのである．

このように考えてくると，日本の米価を国際水準にまで引き下げるのがどんなに難しいかが理解される．日本の国内で米を生産するのが，外国産米を輸入するよりも高くつくのは仕方のないことなのである．それはいわば，食料の安全保障のための必要コストである．

# Chapter 6 食品工業の構造

## 1. 食品工業の現状

食品工業は，生産額においても就業者数においても，製造業のほぼ1割を占める大きな部門である．**図 1a** は，2015 年の製造業に占める食品工業の大きさを示しているが，食品工業の製造品出荷額は 38.5 兆円で製造業全体 314.8 兆円の 12.2 % を占め，輸送用機械器具製造業，化学，金属工業に次いで製造業中第4位である．従業者数では**図 1b** に示したように，124.0 万人で製造業全体 777.3 万人に占める割合は 16.0 % と製造業中，最大の産業となっている．

**図 1** 食品工業の製造業に占めるシェア（2015 年）

- 食料品・飲料・たばこ・飼料
- 金属および金属製品
- 電子部品・デバイス・電子回路
- 輸送用機械器具
- 化学工業および石炭石油製品
- 一般機械器具
- 電気機械器具
- その他の製造業

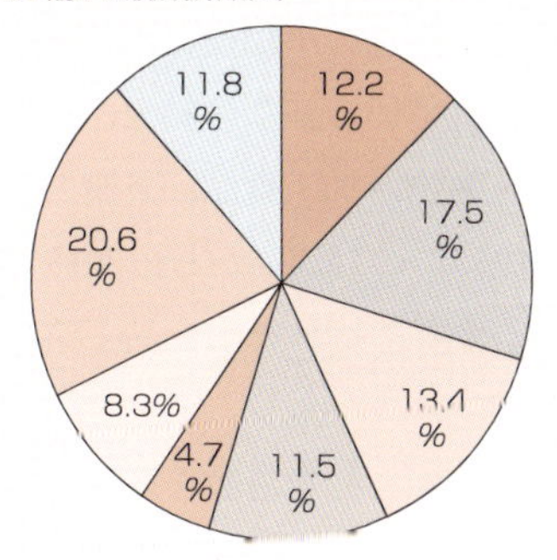


a．食品工業出荷額の製造業に占めるシェア（製造業合計出荷額 314.8兆円）

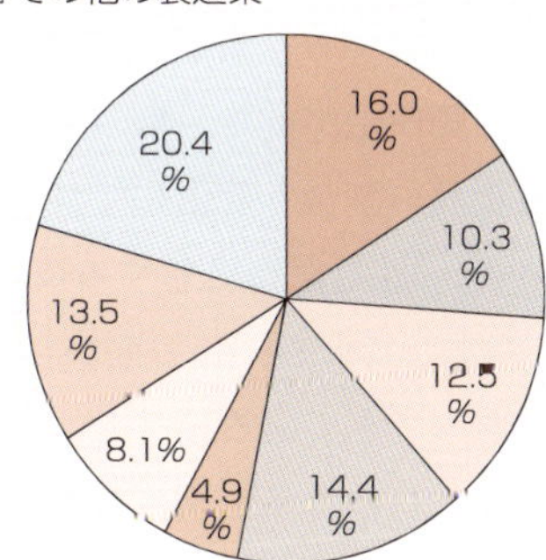


b．食品工業従事者の製造業に占めるシェア（製造業合計従業者数 777.3万人）

●総務省：経済センサス

図2 食品工業の推移

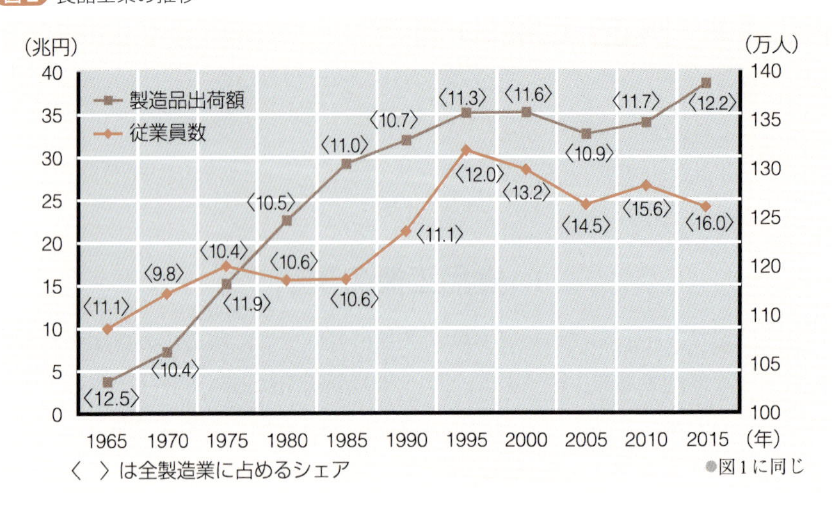


また，図2によって1965年から2015年までの食品工業の推移をみると，製造品出荷額では4兆円弱から38.5兆円まで増加しているのに対し，従業者数は110万人から124万人で大きな増加はみられない．また，製造品出荷額と従業者数の食品工業のシェアはおおむね製造業の約1割を占める安定した産業であることがわかる．国際的にも，食品工業の製造品出荷額や従業者数は製造業の約1割を占めるという事実が観察され，このことから食品産業は製造業の“1割産業”とよばれることがある．

3，4章で詳しくみたように，女性の社会進出や家族の小規模化によって食生活は調理の簡便化が進み，食の外部化がはかられている．この結果，家計で購入される食品の割合も変化しており，生鮮品・穀物，加工食品，外食と3つに分類すると，加工食品に対する支出割合が1965年の35.5％から，2015年には47.1％へ増加している．この面からも加工食品需要をまかなう食品工業の役割は大きくなってきている．

さて，表1は，食品工業の業種別の製造品出荷額と従業者数を示している．食品工業の製造品出荷額上位業種は，畜産食料品，パン・菓子，水産食料品，酒類でそれぞれ19.3％，14.9％，10.2％，10.1％を占めている．従業者数ではパン・菓子，畜産食料品，水産食料品の順でそれぞれ20.7％，13.0％，12.3％と

表1 業種別従業員数と出荷額（2015年）

| | 従業者数 | | 製造品出荷額等 | |
|---|---|---|---|---|
| | （千人） | （%） | （百億円） | （%） |
| 食料品・飲料・たばこ・飼料製造業 | 1,240.4 | 100.0 | 3,851.5 | 100.0 |
| 畜産食料品製造業 | 158.0 | 12.7 | 669 | 17.4 |
| 水産食料品製造業 | 149.6 | 12.1 | 353 | 9.2 |
| 野菜缶詰・果実缶詰・農産保存食料品製造業 | 47.2 | 3.8 | 80 | 2.1 |
| 調味料製造業 | 51.2 | 4.1 | 187 | 4.9 |
| 糖類製造業 | 6.2 | 0.5 | 53 | 1.4 |
| 精穀・製粉業 | 15.6 | 1.3 | 132 | 3.4 |
| パン・菓子製造業 | 252.2 | 20.3 | 516 | 13.4 |
| 動植物油脂製造業 | 10.1 | 0.8 | 99 | 2.6 |
| その他の食料品製造業 | 442.9 | 35.7 | 734 | 19.1 |
| 清涼飲料製造業 | 29.6 | 2.4 | 233 | 6.0 |
| 酒類製造業 | 35.4 | 2.9 | 350 | 9.1 |
| 茶・コーヒー製造業（清涼飲料を除く） | 21.9 | 1.8 | 61 | 1.6 |

●総務省　経済センサス

なっている．

ここでは食品工業を12業種に分けているが，最初の畜産食料品製造業をとってみると，肉製品製造業，乳製品製造業，その他の畜産食料品製造業の3つに分かれ，そのなかの乳製品製造業は，さらに牛乳やチーズやバターなどの個別食品に分かれる．その他の業種についても細かくみればそれぞれに多くの業種が含まれ，一口に食品工業といってもそこに含まれる業種の性格は非常に多様である．

多くの業種はパンや菓子のように直接最終消費に向けられる財を生産しているが，なかには小麦粉や油脂，砂糖のような原材料型の業種もある．漬物や醤油のように昔からの伝統的な業種もあればチーズやソフトドリンクのように新しい業種もある．また，規模の大きさや企業数でみても，ビールや製粉業などのように少数の大企業からなる寡占型の業種もあれば，清酒や味噌のように比較的小規模な多数の企業からなる競争型の業種もある．食品工業は，このようにどのような側面からみても非常に多数の性格の異なる業種からなる産業であるといえる．

## 2. 食品工業の特徴

経済学のなかに，特定の産業についてその特徴や問題点を分析し，最終的にその産業の評価を行う産業組織論という分野がある．産業組織論にもいろいろな方法があるが，本章では市場構造，市場行動，市場成果というオーソドックスなやり方に沿って，多様な業種からなる食品工業の性質を明らかにしよう．

まず，市場構造分析によって，その産業の生産物に対する需要が伸びているのか停滞しているのか，あるいは市場が競争的であるのか独占的であるのかなど，産業の行動に影響を与える市場の基本的な構造を調べる．各産業はその産業が直面している市場構造のもとで，利益の最大化を目指して製品開発や広告宣伝活動などのさまざまな行動を起こす．この行動を分析するのが市場行動分析である．最後にそれら行動の結果として，その産業の供給する製品の量や価格や，その品質などの市場成果が得られる．そして，これによって当該産業を評価することが可能になるのである．以下ではこのようなやり方で，わが国の食品工業を産業組織論的にみていくことにしよう．

いろいろな文献で，食品工業の特徴としてあげられるのは以下の 8 点である．このうち，①から⑤までが食品工業の市場構造上の特徴であり，⑥⑦⑧が市場行動上の特徴である．

① 市場の二極集中性
② 需要の停滞
③ 原材料比率の高さ
④ 家庭用比率の高さ
⑤ 地域密着性
⑥ 広告関係費の高さ
⑦ 製品差別化
⑧ R&D（研究開発費）比率の低さ

さて，**表 2** では，これらの特徴に関するいくつかの指標をとり，衣服，家具，医薬品，民生用電気機器の 4 産業との比較を行っている．食品工業の特徴を，

**表2** 産業構造の比較

| | 従業員数 19人以下シェア(%) | | | 従業員数 300人以上シェア(%) | | | 原材料費比率(%) | 家庭用比率(%) | 研究開発費比率(%) | 広告関係費比率(%) |
|---|---|---|---|---|---|---|---|---|---|---|
| | 事業所数 2010年 | 従業員数 2010年 | 出荷額 2010年 | 事業所数 2010年 | 従業員数 2010年 | 出荷額 2010年 | 2010年 | 2011年 | 2010年 | 2010年 |
| 食料品・飲料・たばこ・飼料製造業 | 76.3 | 18.9 | 8.0 | 1.0 | 21.3 | 23.3 | 53.7 | 67.2 | 1.04 | 2.08 |
| 繊維工業 | 91.8 | 45.3 | 24.4 | 0.1 | 3.8 | 10.5 | 54.1 | 68.2 | 4.19 | 1.45 |
| 家具製造業 | 92.4 | 43.9 | 23.6 | 0.1 | 11.7 | 21.3 | 59.4 | 13.4 | − | − |
| 医薬品製造業 | 30.5 | 2.3 | 0.6 | 9.0 | 44.7 | 44.9 | 40.0 | 11.6 | 11.62 | 2.61 |
| 民生用電気機械器具製造業 | 70.0 | 10.5 | 3.0 | 2.6 | 49.5 | 73.0 | 53.1 | 87.6 | 6.09 | 0.76 |

●小・大企業のシェア，原材料比率は経済産業省「工業統計表（産業編）」
研究開発費は総務省「科学技術研究調査報告書」
家庭用比率は総務省他「産業連関表」，広告費比率は日経広告研究所「有力企業の広告宣伝費」による

製造業全体と比較するのではなく，衣服，家具，医薬品，民生用電気機器の4産業と比較するのは，その生産物が原材料として他企業に購入される産業（素材産業あるいは中間原材料産業）と，食品工業やここで取り上げた4つの産業のように，消費者向けの財を作っている産業（最終消費財産業）では当然その産業の直面する市場構造は異なり，したがって市場行動も，その結果としての市場成果も異なるからである．以下では，比較の対象を消費財産業に限定したうえでもなお上記の点が食品工業の特徴といえるかどうかを検討してみる．

**市場の二極集中性**

二極集中性とは，簡単にはひとつの業種内に非常に大規模な一握りの企業と多数の小規模な企業が共存している状態をさす．このような二極集中性は，たとえば，醤油や清酒などの伝統産業によくみられるが，ハムやチーズのような比較的新しい食品にもみられる．

**表2**では，二極集中性の存在をみるために従業員19人以下の零細企業比率と300人以上の大企業比率が使われている．2010年の食品工業では，従業員300人以上の大企業比率は事業所数でみて全体の1.0％と少ないが衣服や家具と比較すると大きくなっている．また，大企業で働く従業員や出荷額の割合でも大企業の多い医薬品や民生用電気機器産業にはかなわないが，衣服や家具よりも明らかに大きくなっている．

また，全企業数に占める従業員 19 人以下の零細企業シェアをみると，事業所数でみてもそこで働く従業員数でみても，さらに出荷額でみても，医薬品と民生用電気機器ではその比率は低く，反対に衣服と家具とでは高くなっている．そして食品工業では，零細企業の割合は両者の中間に位置していることがわかる．企業数では食品企業の 80 % 近くが零細であり，それに反してそこで働く従業員の割合は 18.9 % と低く，さらに，出荷額割合ではわずかに 8.0 % に止まっている．

以上のデータから，消費財産業のなかでも食品工業では，全体のわずか 1 % にすぎない従業員 300 人以上の大規模事業所によって約 2 割の生産が行われる一方，19 人以下の零細事業所が全体の約 8 割以上を占める二極集中性がみられることが確かめられた．

**需要の停滞**

需要の停滞は，食品の特性のところでも説明したように人間の消化能力という生理的な制約によって需要が決められる食品工業の宿命である．家具の需要の伸びも低く，その需要は住居面積によって制約される．しかし人間の消化能力は住居面積以上に動かすことのできない食品工業にとっての与件である．

そしてこの制約に加えて，食品相互間には高い代替性があるので，食品工業では一定の限られた需要を奪い合う独特の激しい競争が繰り広げられている．商品開発競争によって多くの新製品が次々に発売されるが，その内の大部分は短期間のうちに消えていく．食品工業における各種の製品差別化の試みや，多額の広告費の問題については，4 節（p 115）で詳しくみることにしよう．

**原材料比率の高さ**

原材料比率は製品コストに占める原材料費の割合である．ここにあげた 5 つの消費財産業では医薬品を除き原材料比率は高めである．なかでも食品工業の原材料比率は 53.7 % で，衣服や民生用電気機器とほぼ同じ高さである．生産コストは原材料費と付加価値からなるので，原材料比率が高いということは付加価値比率が低いことを意味している．食生活が成熟化すると，それ以降の所得の上昇は食品の量的な増加ではなく，より付加価値の高い食品の需要を増加させるので，今後は所得の上昇によって食品工業でも付加価値率が高まり，原材料費比率が低下してくると予想される．

**家庭用比率の高さ**

国内で生産された製品の出荷先がどこであるかは企業行動に大きな影響をもつ．民間消費支出割合が最も高いのは民生用電気機器で，国内生産の 90 % 近くが民間消費に回され，いわゆる家電製品のマーケットの大きさがうかがわれる．食品工業の民間消費割合は，国内生産の 67.2 % が民間消費に回されている．これらのほとんどは家庭で消費される．また，他産業へ原材料として出荷される食品工業製品のうち，40 % 超は飲食店の業務用として使われる．医薬品の場合には業務用（医療機関）が多く，家具でも業務用（オフィス需要）が多いため，いずれも民間消費割合は低く，家庭で使われる割合は小さい．

家庭用比率の高さは 4 節 (p 115) でみるように販売戦略における広告の役割の重要性，ことに媒体としてのテレビの重要性に結びついている．

**地域密着性**

地域密着性についての指標は示してないが，各県の産業を出荷額の順に並べてみると，どの県でも必ず上位に食品工業が位置する．つまり日本国中どの地域でも一定の生産を行う食品工業が立地しているということである．これは食品の必需性や生鮮性という特質と，その土地で取れた農産物や水産物を原料に使う原料調達の地域性や，気候風土に根ざした食習慣の地域性とも深い関連がある．

食品工業の立地は，自動車産業や鉄鋼業のように原材料を海外から調達し，できた製品を海外に輸出する重工業の臨海部立地とは大きな違いがある．また，最近の半導体産業のように，原料も製品も小型軽量で輸送が簡単なものでは，清浄な空気や水のあるまったく新しい地域に立地する場合もみられる．食品工業の立地はこれらの産業とは違った地域密着性が特徴とされるのである．

**広告関係費比率の高さ**

広告は，重要な市場行動のひとつである．広告関係費は，狭義の広告費と各種の販売促進費の合計額で，**表 2** の広告関係費比率はこれを売上高で割って求めてある．

広告関係費の販売促進効果は業務用よりも家庭用のほうが大きいと考えられるので，先にみた製品の出荷先との関係が無視できない．広告費比率は，医薬品が 2.61 % と最も高く，次いで食品は 2.08 % である．それに対し，衣服と民生用電気機器で低くなっている．衣服で広告関係費比率が低い理由は食品以上に零細な企業が多いためであり，民生用電気機器では輸出割合が大きいためと思われる．家庭用比率が 11.6％と最も低い医薬品で広告関係費比率が大きくなっているのは，広告関係費の内で業務用（医療機関向け）医薬品の販売促進費が大きいためと思われる．

広告関係費の高さは，このように家庭用比率が重要な決定要因ではあるが，そのほかに停滞している需要を巡ってのシェア競争とも深い関係がある．いずれの要因からみても，広告費関係費の高さは食品工業における企業行動の大きな特徴のひとつであるといえる．食品工業における広告の重要性については 4 節（p 115）でさらに詳しくみよう．

**製品差別化**

製品差別化というのは，自社の商品に買い手を引きつけるために，自社製品があたかも他のメーカーの同種の商品と違うかのようにみせかけ，消費者に差別や識別をさせて自社の製品に対する選好を強化することである．食品のように実質的には差のない製品が多くの企業によって供給されている場合には，似たような商品のなかから，自社の商品を他社の商品と区別し，消費者に印象づけ顧客をつなぎ止めるためのさまざまな行動が取られる．パッケージやネーミングだけが異なる類似品の例は，ビールやソーセージなど食品工業の多くの業種で普通にみられる現象である．

**R & D（研究開発費）比率の低さ**

食品工業では，需要の停滞によって市場規模の拡大は小さく，その結果激しいシェア争いが行われているということを述べた．そのための新製品の開発や，商品の差別化競争にもかかわらず，食品工業の研究開発費の売上高に対する割合は 1.04％で他の消費財産業に比べても，製造業全体の 4.17％に比べても低い．また，一人当たり研究費では製造業平均で 2,477 万円であるのに対し，食品工業では 1,889 万円に止まっている．研究費を，基礎研究，応用研究，開発研究に分けると食品工業では製造業平均に比較し応用研究の割合が高くなっている．

食品工業の研究費比率の低さの理由としては，第 1 に技術の問題が考えられる．コンピュータのような精密機械では非常に高度な技術が必要とされるし，航空機や大型機械では大がかりな実験装置がいる．また，乗用車やカメラなどでは性能だけでなくデザイン面での競争もある．

このような産業に比べ，食品工業では比較的簡単な技術が使われるということに加え，食品産業で R & D が低い第 2 の理由は，研究開発費をほとんど計上しないような零細企業が非常に多いという理由による.

## 3. 食品工業の二極集中性

二極集中性とは，一方に大きなシェアをもつ少数の大企業と，他方に多数の小規模企業が共存する状態であって，産業全体としての食品工業には確かにこのような特徴がみられるということを述べた.

本節では，産業全体としてではなく，食品工業に含まれる個別業種にも，二極集中性という特徴があるのかどうかを検討してみることにしよう.

まず，1995 年の各業種の企業数とその業種の上位 4 社占有率（CR4）の 2 つのデータをとる. 上位 4 社占有率（CR4）というのは，一つの業種の上位 4 社で全体の何 % のシェアを占めているかを表す指標である. 企業数については少数（50 社以下），中間（51 社～200 社），多数（201 社以上）の三区分，CR4 については，競争的（60 % 以下），中間（60～80 %），寡占的（80～100 %）という三区分を用いて，各業種を (Ⅰ) から (Ⅸ) の 9 グループに分類する. **表 3** は，この結果を示したものである.

ここで，競争条件からみた市場の分類について簡単に述べておこう. 供給が 1 社によって完全にまかなわれているとき，このような市場を独占市場とよび，反対に非常に小規模で多数の企業によって供給が行われているときは完全競争市場とよぶ. この 2 つは極端な例であって，現実に独占市場を形成している例としては，電気，ガス，水道などの公共事業とよばれる特殊な産業だけであり，他方，完全競争市場を形成しているのも野菜や果物などの生鮮食品市場だけである.

しかし，ほとんどの工業製品の市場はこの両極端の中間に位置しており，大企業寡占型というのは，その名のとおり，少数の大企業からなる市場であり，どちらかといえば独占市場に近い市場である. それに対し，小企業競争型というのは，多くの小規模な企業が供給に参加している完全競争市場に近い市場である.

**大企業寡占型と小企業競争型**

それでは，**表 3** に戻って 9 つのグループの性質をみてみよう. 表の右上隅（Ⅲ）と左下隅（Ⅶ）に位置する

表3 食品工業の市場構造による業種分類（1995年）

| CR 4 ＼ 企業数 | 201社以上 | 51～200社 | 50社以下 |
|---|---|---|---|
| 100～80％ | (I) 乳酸菌飲料 | (II) コーラ飲料，ブランデー，本みりん | (III) チューブスパイス，うま味調味料（MSG），調製粉乳，濃厚乳性飲料，ミックスパウダー，インスタントクリーミングパウダー．家庭用即席カレー，マヨネーズ類，液状ドレッシング，即席お吸物，家庭用コショー，からし粉，ねりからし，魚肉ハム・ソーセージ，薬用酒，ココア，チューインガム，トマトジュース，ねり・粉わさび，トマトケチャップ，ジャム類カップ詰，インスタントコーヒー，ウイスキー，ビール，即席味噌汁，梅酒，即席めんカップもの |
| 80～60％ | (IV) 果実酒，食酢，透明飲料，フレーバ・果汁乳酸入り炭酸飲料 | (V) ジャム類ビン詰，紅茶，紅茶ドリンク，合成清酒，即席めん袋もの，バター，小びん栄養ドリンク，缶コーヒードリンク，焼肉のたれ類，缶入り炭酸飲料，焼酎甲類，家庭用はちみつ，小麦粉，炭酸水，ソーセージ，ウーロン茶ドリンク | (VI) イースト，パスタ類，温州ミカン濃縮果汁，みりん風調味料，野菜ミックスジュース，粉乳，缶入り紅茶ドリンク |
| 60％以下 | (VII) 果実缶詰，ミネラルウォーター，レギュラーコーヒー，缶・びん詰，野菜缶詰，飲用牛乳，焼酎乙類，味噌，醬油，清酒，水産練製品，緑茶，製パン，アイスクリーム | (VIII) 食肉調理缶詰，食用植物油脂，めんつゆ類，水産缶詰，紙容器入り果実飲料，ウスターソース，ハム類 | (IX) コーンスターチ，リンゴ濃縮果汁，マーガリン・ショートニング・ラード，精糖，発酵調味料，チーズ |

●時子山ひろみ：フードシステムの経済分析．日本評論社，1999

2つのグループの産業構造上の特徴はわかりやすい．右上隅(III)に分類される業種は企業数が少なくCR4が高いので，典型的な大企業寡占型の産業構造である．逆に左下隅（VII）の業種では，企業数が多くCR4が低いので，典型的な小企業競争型の産業構造である．

意外なことに，グループ(III)の大企業寡占型に分類される業種の数が多いことから，食品工業においても比較的少数の大企業によってだけ生産されている商品が少なくないことがわかる．また，このグループには梅酒を除いて伝統的な食品はほとんど含まれていない．ここに属する食品は，国内で開発された技術を使う即席めんやうま味調味料や，輸入技術によるブランデーやミックスパウダーのように，何らかの意味で技術が重要な役割を果たしている商品が多い．

一方，グループ(VII)の小企業競争型には，清酒，緑茶，味噌，醤油といった典型的な伝統食品が並んでいる．これら食品のもつ原材料の地域依存性の高さや，消費者選好の地域性の強さなどの特質は，グループ(III)に属する食品にはほとんどみられないものである．このグループのなかで異質な食品はパンで，パンは技術，原材料依存，消費者選好の地域性のどの面においても（VII）に含まれるほかの業種とは異なっている．これは，パンには学校給食への納入という特殊事情があるのと，焼き立てがおいしいという生鮮性が理由であると考えられる．

さて，食品工業の特徴といわれる“二極集中性”を典型的に表すのはこの表のどのグループであろうか．二極集中性は，少数の大規模企業と多数の小規模企業が共存する状態であるので，この9つの分類では図の左上隅，つまりCR4が高い一方で，企業数も多いという（I）のグループにあてはまる．しかしこの図では，そこに分類されているのは乳酸菌飲料ただひとつである．もちろん，（I）の回りの（II），(IV)，（V）などにはかなりの業種が入っていて，これらはいずれもある程度二極集中型の産業構造をもっていると考えられるので，食品工業の産業構造の特徴としての二極集中性が業種レベルではほとんど当てはまらないと断定することはできない．

しかし，典型的な二極集中性をもった業種が少ないという事実は食品工業の産業構造の特徴といわれる“二極集中性”の一部が，いわゆる“平均値の誤り”であるということを示唆している．つまり，食品工業を合計すると，ビールやうま味調味料のように典型的な大企業寡占型(III)の業種と，緑茶や味噌のような典型的な小規模競争型(VII)の業種とが一括されてしまい，その結果，食品工

表 4　食品工業の変化（1975〜85，1985〜95 年）

| | | CR4 変化幅(%) | 生産量増加率(%) | 企業数増加率(%) |
|---|---|---|---|---|
| (III) 大企業寡占型業種 | 1975〜85 年 | −2.6 | 24.7 | 23.0 |
| | 1985〜95 年 | 1.0 | 18.4 | 37.8 |
| (VII) 小企業競争型業種 | 1975〜85 年 | 5.3 | 19.8 | −11.8 |
| | 1985〜95 年 | 3.0 | 7.8 | − 7.6 |

●表 3 に同じ

業全体としては，一方に大規模の少数企業と他方に小規模多数企業というみかけ上の“二極集中性”が現れるからである．

このように，食品工業を全体としてみた場合には，みせかけ上の二極集中性が含まれる可能性もあるが，業種レベルでも二極集中性を有する業種が存在するのは確かである．それは，ハムやソーセージなどの食肉加工業，食酢やウスターソースなどの調味料で，二極集中型の特徴を最も端的に示すナショナルブランドとローカルブランドが併存しているという事実から知ることができる．

少数の大企業によって生産され，日本中で消費されるナショナルブランドに対し，その地方にしか出回らない小規模なローカルブランドが共存している現象は，(VII) の小規模競争型に分類されている清酒や味噌のような伝統的食品工業にもみられる．大規模なナショナルブランドの成立にもかかわらず，多くの小規模なローカルブランドが存続できる理由は，これまでしばしば述べた食品の地域密着性や食品特有の習慣性や安全性などの特性によって説明することができる．

### 産業構造の平準化

ここで，食品工業の市場構造にとって興味深い事実を紹介しよう．

**表 4** は，大企業寡占型（III）に属する業種と小企業競争型（VII）に属する業種の上位 4 社占有率（CR 4）と生産量および企業数の 1975 年から 1995 年までの平均的な変化を示したものである．

表から明らかなように大企業寡占型（III）の業種と小企業競争型（VII）の業種とは際だった違いを示している．1975 年から 1985 年への 10 年間をみると，大企業寡占型では CR 4 が低下し，企業数が増加し，生産量が大きく伸びたのに対し，小企業競争型ではまったく反対に，CR 4 が上昇し，企業数が減少し，生産量の伸びは小さい．1985年からの10年間についても，大企業寡占型でCR 4がわずかに上昇した点を除いて同様の動きがみられる．

集中度の高い大企業寡占型の多くの業種では，高い需要の伸びに支えられて新規企業が参入し，企業数が増加するとともに生産の集中度が低下した．反対に，集中度の低い小企業競争型の業種では，需要の停滞を反映して零細企業が退出し，その結果企業数が減少し集中度は高まった．

つまり，**表4**に示されたデータは，食品工業では産業構造が極端な方向に動くよりはむしろ平準化の傾向を示すものであることを示唆している．

もし，このような“産業構造の平準化の傾向”が実際に作用しているとすれば，それは食品工業の産業としての健全性を示すものと考えられる．なぜならば，公正と公平の両面からみて，産業構造は零細・寡占のいずれかに極端に偏らないことが望ましいからである．

## 4. 食品工業の広告費

食品工業では売上高に対する広告費比率が高いということが特徴であると述べた．**表5**は，身近な消費財である飲食料品，薬品・医薬用品，化粧品・トイレタリー，ファッション・アクセサリー，家電・AV機器，自動車・関連品の6産業のマスコミ4媒体による広告費を示している．

2008年のわが国の広告費は，ここにあげた新聞，雑誌，ラジオ，テレビの伝

**表5** 産業別4媒体広告費（2008年） （千万円，%）

| | 総額 | 新聞 | 雑誌 | ラジオ | テレビ |
|---|---|---|---|---|---|
| 全産業 | 329,950 | 25.1 | 12.4 | 4.7 | 57.9 |
| 食品 | 30,145 | 19.4 | 6.8 | 4.5 | 69.3 |
| 飲料・嗜好品 | 24,685 | 9.7 | 8.3 | 3.1 | 78.9 |
| 薬品・医療用品 | 18,367 | 12.6 | 6.3 | 6.1 | 75.1 |
| 化粧品・トイレタリー | 29,380 | 8.1 | 18.9 | 1.4 | 71.5 |
| ファッション・アクセサリー | 11,582 | 9.8 | 69.3 | 0.9 | 20.0 |
| 家電・AV機器 | 8,188 | 14.2 | 13.5 | 1.9 | 70.4 |
| 自動車・関連品 | 19,228 | 15.2 | 10.6 | 8.0 | 66.2 |

●電通広告年鑑

統的な4媒体合計で3.3兆円，これにその他の媒体による広告費3.4兆円を加えた総額は約6.7兆円となっており，これは国内総生産（GDP）509兆円の1.3％を占めている．

飲食料品の4媒体による広告費5,483億円は，全体の16.6％を占め，これら消費関連6産業のなかではもちろん，その他の産業のなかでも最も大きくなっている．食品工業は製造業の1割産業といわれ，出荷額でも従業者数でも製造業の約1割を占める産業であるということを述べた．それに対し広告費では，製造業だけでなく全産業の広告費合計の16.6％を占めているということからも，いかに食品工業の広告費比率が高いかがわかる．

ここに取り上げた消費財産業との比較では，化粧品・トイレタリーの約1.9倍，自動車・関連品の2.9倍，家電・AV機器の6.7倍が支払われている．また，新聞，雑誌，ラジオ，テレビの4つの広告媒体別にみると，ファッション・アクセサリー以外の5産業ではいずれもテレビのウエイトがいちばん大きくなっているが，なかでも食品工業では広告費全体の7割がテレビとなっている．

それでは，なぜ食品工業で広告費比率が高いのであろうか．食品工業では，需要の伸びが生理的な限界から小さいために，限られた需要をめぐって激しいシェア争いが行われているということを述べた．清涼飲料水や菓子，あるいは合わせ調味料や各種のレトルト食品では，毎日のように目新しい製品が市場に現れている．すでに発売済みの商品についても，それが人気があるとわかると別のメーカーから次々に似た製品が発売される．シェアを拡大するためのこうした差別化製品や新製品の売り込みに使われる重要な手段のひとつが広告なのである．

**情報提供型広告と説得型広告**

広告には大きく分けて情報提供型広告と説得型広告の2種類がある．情報提供型広告というのは，商品の内容や機能についての正確な情報を消費者に伝えるために行われる広告で，消費者にとって有用であるばかりでなく，企業間競争を通じて品質や技術の向上をもたらす．これに対し，説得型の広告は消費者を自社製品に引きつけるための売り込み手段として使われる広告であって，ゆきすぎると誇大広告や虚偽の広告という問題を引き起こす場合がある．

どのような広告でも純粋に情報提供型の広告というのは少なく，大抵の広告

表6 食品工業の広告費（1996年，1985〜95）

| | 業　　種 | 生産量の増加率（%） | 企業数の増加率（%） | CR 4の変化幅（%） |
|---|---|---|---|---|
| 広告費比率の高い業種 | 即席お吸物，薬用酒，家庭用即席カレー，家庭用コショー，チューブスパイス，即席味噌汁，即席めんカップもの，即席めん袋もの，アイスクリーム，焼酎甲類，チューインガム，炭酸水，ウスターソース，ビスケット，あめ菓子，うま味調味料（MSG），梅酒，トマトジュース，野菜ミックスジュース，トマトケチャップ，本みりん，チョコレート，ウイスキー，マヨネーズ類，液状ドレッシング，ミネラルウォーター | 80.5 | 8.2 | −1.3 |
| 広告費比率の低い業種 | 果実酒，ビール，小びん栄養ドリンク，ブランデー，合成清酒，紙容器入り果実飲料，缶コーヒードリンク，透明飲料，フレーバ・果汁乳酸入り炭酸飲料，コーラ飲料，紅茶ドリンク，缶入り炭酸飲料，マーガリン・ショートニング・ラード，醬油，濃厚乳性飲料，乳酸菌飲料，製パン，食用植物油脂，ココア，粉乳，調製粉乳，ハム類，ソーセージ，バター，チーズ，水産練製品，飲用牛乳，小麦粉，精糖 | 27.1 | −1.8 | 1.3 |

●表3に同じ

は説得の要素を含むが，単価が安くて毎日繰り返し購入する商品の場合には，自分で簡単に商品を試すことができるので，説得型広告の効果とその持続性は小さい．このように，実際に購入を繰り返して，その経験から気に入った商品を決める財を経験財とよぶのに対し，家庭電気製品や自動車のように各種の情報を使って自分の気に入った商品を探し出す財は，探索財とよばれる．探索財は，一般に高価で購入回数も少ないので，経験財に比べその説得型広告の効果は大きい．

いうまでもなく食品は代表的な経験財であるので，説得型広告の効果は小さいはずである．しかし，食品の場合には前にも述べたように，実際に食べてみても味以外の品質がわかりにくいという特質がある．その食品にどのような成分が含まれているのかの判断は普通の消費者にはできない．味にしてもある一定の標準を超えるとその判断は極めて個人的なものとなる．そこで食品メーカーは，同類の商品中から自社製品を少しでも魅力的にみせるために巨額の広告費をつぎ込むことになるのである．

**表6** は，1996年の広告費比率(広告費/売上高)の大小によって，食品工業の各業種を分類したものである．これによれば，広告費の大きな食品工業のなかでも，特に広告費比率が高い業種は各種の簡便食品，洋風調味料，菓子類などで，比較的広告費比率が低い業種は醤油，精糖，小麦粉，乳製品，加工肉などである．両グループについて1985年から1995年までの生産量の増加率と企業数の増加率と市場集中度（CR4）の変化幅の平均値をみてみると非常に興味深い事実が判明する．

広告費比率の高いグループは低いグループに比較して生産量の増加率が大きく，企業数は増加し市場集中度が低下している．これと対照的に，広告費比率の低いグループでは生産量の増加率が低く，企業数が減少し集中度が上昇していることがわかる．

このことは言い換えると，食品工業では，需要の伸びが大きく成長性の強い業種において広告費比率が高いということであり，そのような業種では企業数が増え市場集中率が低く，激しい競争が繰り広げられるので，それに伴い売上げに比し高い広告費が使われているということを示している．

# Chapter 7 食品流通業の革新

## 1. 生鮮食料品の流通と卸売市場

経済学の理論によると，価格は需要と供給が等しくなるように決まるのが市場経済の原則である．しかし実際には，需要者（買い手）と供給者（売り手）とが同じ場所に集まって，目にみえるところで価格を決めていることは少ない．セーターやソックスのような衣類も，化粧品や薬なども，一般の消費者にはどこでどのようにして価格が決まっているのかはわからない．ただ，その価格で買うか買わないかを自分で決めるだけである．

野菜・果物・魚・肉などの生鮮食品は，買い手と売り手とが卸売市場に集まって価格を決めている．価格は多くの場合“セリ”で決められるが，経済学の理論のとおり，需要が供給より多ければ価格が上げられ，需要が供給より少なければ価格は下げられて，ちょうど需要と供給とが等しくなるところで価格が決まる様子は，卸売市場に行けば誰でもみることができる．

もちろん，実際に多くの消費者が生鮮食品を買うのはスーパーマーケットや肉屋であって，そのときに支払う価格は，卸売市場で決まる価格（卸売価格）ではなくて小売価格である．しかし，小売価格は卸売価格に小売マージンを加えたものであり，**図 1** に示すようにほぼ卸売価格に平行している．

生鮮食品以外にも，一定の場所に売り手と買い手とが集まって価格を決めている商品がないわけではない．株式や国債などは証券取引所で売買されているし，穀物や金属などは商品取引所で売買されている．しかし，証券取引所で売買されているのは普通の意味での商品ではないし，商品取引所での売買の中心は投機性をもった“先物取引”であって，やはり普通の商品取引ではない．野菜や魚などが卸売市場で売買されるのは，誰にも身近な商品としては特別な例外なのである．

図 1 白菜の月別価格（2012 年）

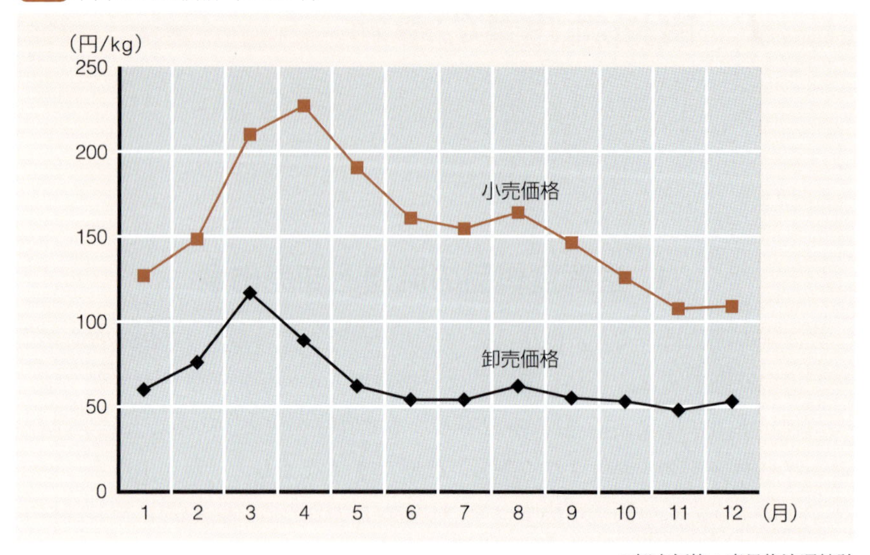


●卸売価格：青果物流通統計
小売価格：家計調査

ではなぜ生鮮食品の流通に，卸売市場という特殊な取引所が必要なのであろうか．その主な理由は 2 つある．

**卸売市場はなぜ必要か**

第 1 に，生鮮食品は普通の商品と違って，毎日の供給量を前もって計画的に決めることができない．野菜や果物の出荷量はたとえその出回る季節であっても，その日の天候によって左右される．価格は供給量との関係で決まるのだから，生鮮食品の価格はその日その日に決めるしかないのである．

供給量が毎日変動するのは，保存がきかないからである．衣類も医薬品も計画的に出荷するために，製品を在庫としてもっていることができるが，ナスやキュウリは畑からその日に出荷しなければならない．生鮮食品はその日に収穫されたものを全部その日に売り切って，消費者の手元に届けるのが原則である．

第 2 の理由は，生産者の数が多いことである．**表 1** はいくつかの生鮮食品と加工食品について，生産者の数を比較したものである．畜産物や野菜・果物では，生産者数が数万から 10 万以上であるのに対して，加工食品の生産者（企業）

表1 生鮮食品の生産者数と加工食品の事業所数（2010年）

| 生鮮品 | | 加工品 | |
|---|---|---|---|
| 牛　肉 | 66,759 | 肉 製 品 | 1,181 |
| 牛　乳 | 22,780 | 乳 製 品 | 1,125 |
| 豚　肉 | 4,873 | 小 麦 粉 | 83 |
| 野　菜 | 442,842 | しょうゆ | 472 |
| いも類 | 115,140 | み　そ | 404 |
| 豆　類 | 127,204 | 化学調味料 | 528 |

●農林業センサス，工業統計表

の数はずっと少ない．加工食品については事業所（工場）数であるが，一企業がいくつもの工場をもつこともあるから，企業数はもっと少なくなる．また，表には示していないが，マヨネーズ，バター，即席めんなどの食品は，上位10社が，全出荷量の90％以上を占めており，ビールや化学調味料になると，生産しているのは全部で数社しかないのである．

加工食品の価格は，企業が決めて売り出すのが普通である．しかし，リンゴやミカンの価格を農家が決めることはできない．生鮮食品は零細多数の生産者によって供給されているので，個々の生産者から消費者まで商品を流通させるために，いったん一カ所に商品を集め，価格を決定する必要がある．

### 卸売市場とセリ

図2は，卸売市場における価格決定を示したものである．供給曲線SSは垂直となっているが，青果物にしても鮮魚にしても，卸売市場の価格決定では，セリが始まるまでに運び込まれた入荷量を全部売り切ることが原則で，売れ残りを出して次の日に持ち越すことはできない．SSはこの入荷量を表している．

セリによる価格決定のプロセスは，簡単にいうと次のようになる．

① セリ人がある価格を買い手に提示し，買い手はその価格で買いたいと思う数量を申し込む．

② その価格での需要量が入荷量よりも少ないとき（$P_0$）は価格を下げ，需要量が入荷量より多いとき（$P_1$）は価格を上げる．

③ 需要量が入荷量と一致したところで価格（$\hat{p}$）が決まり，買い手はそれぞ

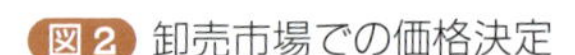
図2 卸売市場での価格決定

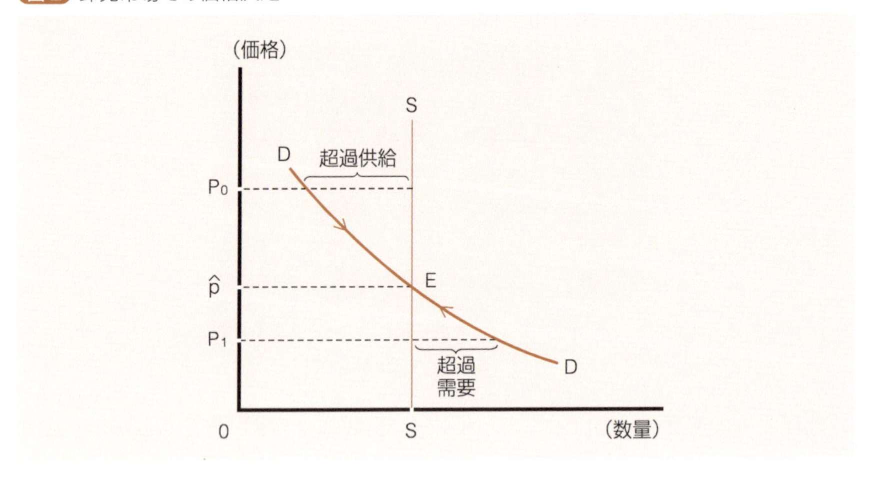


れの申込量を引き取る．

### 集荷と分荷

さて，卸売市場のもうひとつの重要な機能は，集荷および分荷である．

生鮮食品の生産者数が多いことはすでに述べたが，食料品の小売店もまた非常に数が多い．**表2** に示すように，食品小売業の商店数は近年次第に減少していて，2014 年現在 24 万店になってしまった．

卸売市場は，零細多数の生産者から生産物を集め（集荷），それを零細多数の小売店に分ける（分荷）役割を果たしている．生産者と卸売市場の間を結んでいるのは“出荷業者”である．日本の青果物の場合，農業協同組合が出荷業者の役割を果たしていることが多いが，もちろん農協以外の出荷業者もたくさんある．

そのほかに，卸売市場にはさまざまな種類の生鮮食品が集荷されることも重要である．青果物卸売市場を経由することによって，八百屋はナス，キュウリ，ゴボウなどの品ぞろえをすることが簡単にできるし，水産物卸売市場に買い付けに行くことで，魚屋の店頭にはサンマ，イカ，アジなどが並ぶのである．卸売市場の集荷・分荷機能のうちには，小売業者の“品ぞろえ”を可能にすることが含まれている．

表2 食品小売業店舗数（千店）

| | 合計 | 従業員規模 1～2人 | 3人～ |
|---|---|---|---|
| 1976年 | 732 | 487 | 245 |
| 1985年 | 671 | 403 | 268 |
| 1988年 | 653 | 366 | 287 |
| 1991年 | 622 | 348 | 274 |
| 1994年 | 569 | 303 | 266 |
| 1997年 | 526 | 273 | 253 |
| 1999年 | 488 | 238 | 250 |
| 2002年 | 466 | 221 | 245 |
| 2004年 | 445 | 211 | 234 |
| 2007年 | 389 | 174 | 215 |
| 2014年 | 237 | 99 | 138 |

商業統計表（産業編）

表3 卸売市場経由率（%）

| | 1985年 | 1990年 | 1995年 | 2000年 | 2005年 | 2010年 | 2015年 |
|---|---|---|---|---|---|---|---|
| 野　菜 | 87.4 | 85.2 | 80.8 | 79.2 | 75.4 | 73.0 | 67.4 |
| 果　物 | 81.4 | 76.1 | 63.4 | 57.6 | 48.6 | 45.0 | 39.4 |
| 水産物 | 76.9 | 72.1 | 67.6 | 66.2 | 61.3 | 56.0 | 52.1 |
| 食　肉 | 22.2 | 22.6 | 15.5 | 17.1 | 10.3 | 9.9 | 9.2 |

食料・農業・農村白書参考統計表

最近では，スーパーやコンビニエンスストアが食品流通に占める地位が大きくなり，またチェーンレストランをはじめ外食産業が成長して，仕入れ量が大きくなったので，零細多数の生産者と零細多数の小売業者とを結ぶという卸売市場の役割には少しずつ変化が起こっている．また生産者と消費者が直接に取引する“産直”などの発展もある．しかし2015年には，**表3**に示すように，特に野菜では，依然として3分の2以上が卸売市場を経由して流通している．

## 2. 米の流通と食糧法

長い歴史を通じて，米は日本人の食生活のなかで飛び抜けて重要な地位を占めていた．“ごはん”という言葉が“食事”と同じ意味で使われることは，どんなに米が重要であったかをよく示している．しかしながら，食生活の成熟に伴って米の重要性は次第に低下した．

**米の地位の低下**

表4は，1955年，1970年，1985年，2000年および2015年について，食料の国内生産と消費の両面において米の占めている割合を比較したものである．1955年には，食料の生産の面でも消費の面でも，米は全体の50％前後を占めていて，圧倒的に重要な食品であったが，2015年になると生産面での割合は17％となり，消費面では22％まで下がってしまっている．

米の地位の低下をもっとはっきり示すのは，家計費に占める米代金の割合である．1955年には，米代金は飲食支出の27.8％，家計費総額の12.4％を占めていたが，2015年には米の割合はそれぞれ2.5％および0.7％まで低下した．

**食管法の廃止**

食料消費が成熟する以前の段階では，米は日本の食生活の安定，ひいては生活と社会の安定にとって決定的に重要であったため，米経済の安定のためにいろいろの制度が作られたが，その決定版となったのが，昭和17年（1942年）の「食糧管理法」（食管法）である．第二次世界大戦下の食料不足を背景として作られた食管法は，米経済を完全に政府の統制の下においた．生産者は，政府以外に米を売ることを禁止され，

**表4** 食料の生産と消費における米の割合

| | 1955 | 1970 | 1985 | 2000 | 2015 |
|---|---|---|---|---|---|
| 農業総生産額（億円） | 16,617 | 46,643 | 116,295 | 91,295 | 87,979 |
| 米生産額（億円） | 8,634 | 17,662 | 38,299 | 23,210 | 14,994 |
| 割合（%） | 52.0 | 37.9 | 32.9 | 25.4 | 17.0 |
| 供給総カロリー（kcal） | 2,217 | 2,530 | 2,597 | 2,643 | 2,416 |
| 米のカロリー（kcal） | 1,063 | 927 | 727 | 630 | 534 |
| 割合（%） | 47.9 | 36.7 | 28.0 | 23.8 | 22.1 |

●農林水産省統計

政府は一定の価格ですべての米を買い上げ，政府の指定した流通業者を通じて，政府の決めた価格で消費者に売り渡すことになった．これがいわゆる“食管法による米流通の全量国家管理”である．

1960年代に入って，生活が豊かになり，食生活が成熟段階に入ってくると，食管法による米経済の統制は次第にその本来の意味を失って，実質的には生産者保護の役割を果たすようになった．1962年をピークに一人当たりの米消費量は減りはじめ，1970年以降は明らかな米過剰時代に入って，米の作付を制限する“減反政策”が始まり，それは現在まで続いている．

米が過剰になっただけでなく，先に示したように食料消費に占める割合も小さくなり，食管法による米経済の統制は不必要になってきた．1969年には，政府が直接タッチしない“自主流通米”の制度が作られ，1972年には米の小売価格が自由化された．こうして“空洞化”しながらも残っていた食管法は，1994年にとうとう廃止された．それに代わって「食糧法（主要食糧の需給及び価格の安定に関する法律）」が施行され，ここに1942年以来の米流通の“全量国家管理”は完全に終わったのである．

**食糧法と米流通の自由化**　食管法の廃止によって米の流通は“原則自由”になった．食糧法のもとでは政府の役割は，不作などに備えて備蓄（100～150万t）をすることと，米流通の安定化のために需要・供給の大枠を示す計画を作ることだけとなり，価格も取引も自由化された．そして2003年以降は食糧法の改正などによって，米経済の自由化がさらにすすめられている．

食管法が，実際上その役目を終えた後も長い間廃止されなかったひとつの理由は，日本人にとって米は“主食”であり，肉や野菜とは違う“なくてはならない食品”であって，一定量の米の供給を確保することが，食生活安定のために絶対必要な政府の責任だという考えが固定化していたからである．実際，現代でも米は単品で食事エネルギーの4分の1を供給している重要な食品ではある．しかしその“重要性”は“絶対必要性”ではない．消費者は米も多くの食品のひとつと考えるようになり，それぞれの好みや，その時々の価格によって選択するようになっている．

このことをはっきり証明したのは，皮肉なことに1993年の冷害による大不作であった．この年の米の作況指数は 74，つまり平年に比べて 26 % の減収であった．平常年の日本の年間米消費量は約 1,000 万 t であるから，250 万 t の不足である．さらにこの年の政府在庫は，わずか 20 万 t ほどであったので，米価は 2 倍近くなり，米屋の店先に行列ができるという“平成米騒動”が起こった．あわてた政府は，世界中から米を買い集め 250 万 t を輸入した．しかし実際には，“平成米騒動”はごく一時的な軽いカラ騒ぎに終わった．国産米の価格は 2 倍近くなったが，米が高すぎると思う消費者は，肉でもパンでも，いくらでも好きな食品を選んで買うことができたからである．輸入された 250 万 t の外国産米の多くは，日本人の味覚に合わず売れ残ってしまった．

成熟した食生活のもとでは，米もまた多くの食品のひとつであり，米を買うかどうかは一人一人の消費者の自由な選択の問題である．“平成米騒動”はその事実を誰の目にもはっきりみえるものとした．食管法廃止によって米の流通は原則自由となり，スーパーやコンビニなど，どこでも米が売られるようになった．1942 年以来 50 年以上も続いた米経済の統制は終わったのである．

## 3. 流通革命と食品

私達は今，さまざまな加工食品だけでなく生鮮食品も，多くはスーパーで買うようになった．スーパーとコンビニは，消費者が食料品を買う普通の場所である．

しかしながら，今ではまったく日本人の生活の一部となっているスーパーやコンビニが日本にできたのは，そんなに古いことではない．ダイエーの 1 号店が開店したのは 1957 年であり，セブン-イレブンが開店したのは 1974 年である．それまでは，生鮮食品も加工食品も，食品専門小売店，つまり八百屋，魚屋，肉屋，乾物屋などで売られていたのである．

**スーパーとコンビニの発展**

スーパーもコンビニも，アメリカで始まった新しい小売業の形態が日本に持ち込まれたもので，日本に開店されるやいなや，その数は爆発的に増えていった．そしてその小売方式の新しさと急激な成長ぶりとで，こうした小売店の発展は“流通革命”とよばれるようになった．

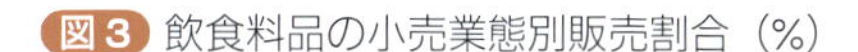
図3 飲食料品の小売業態別販売割合（%）

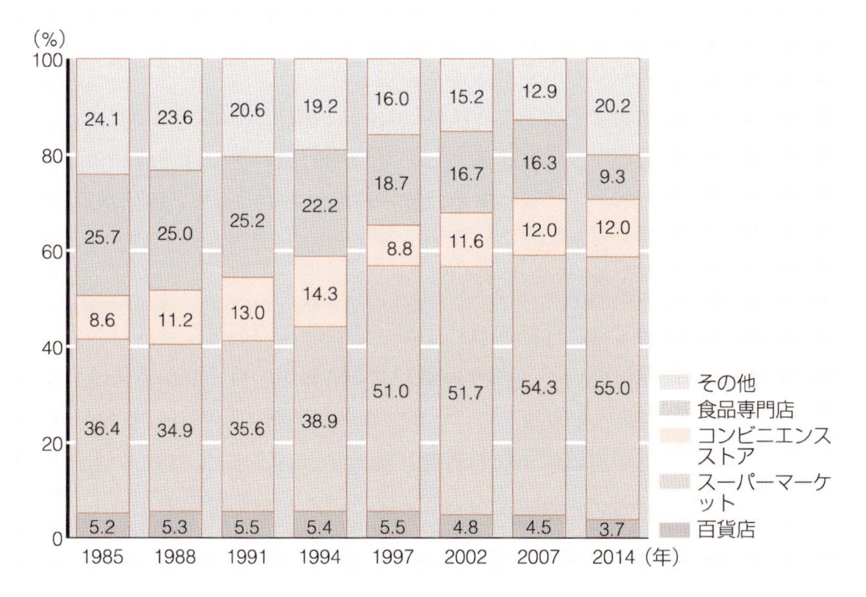


注）1997 年に業態の定義が変更されたので厳密には連続しない．2014 年に無店舗販売が追加された．

●商業統計表

図３は，業態別の飲食料品販売額割合の推移を示したものである．食品専門店やその他の商品小売店などの伝統的な小売店のシェアは，1985 年には約 50％であったが，2014 年になると 30％以下にまで落ち込んでしまった．そしてスーパーとコンビニとりわけスーパーが販売額を伸ばしている．1970 年代にほとんどゼロからスタートしたことを考えると，この急激な成長ぶりはまさしく流通革命というのにふさわしい．

もっとも，昔ながらの専門小売店がなくなってしまったわけではない．販売額に占めるシェアは低下しているし，商店数も減っているけれども，食品小売業の商店数は 2014 年の「商業統計表」でみると約 24 万店であり，これは小売業全体の 31％を占めている．

ところで，流通革命の主役であるスーパーやコンビニと，昔からある魚屋や八百屋とはどう違うのだろうか．ここでは主としてスーパーを念頭において説明しよう．

### 対面販売とセルフサービス

買物をする立場ですぐわかるのは，スーパーやコンビニではレジのところに人がいるだけで，ほとんど客が自分一人で買物をするということである．つまり，スーパーやコンビニは，セルフサービスの小売店である．これに対して，八百屋や魚屋などのやり方は“対面販売”とよばれている．対面販売では，売り手と買い手とは，商品の品質や価格に関して話をするので，同じ店での買物が重なるにつれて，客は常連の“お得意”となる．日本だけでなく，イギリスでもフランスでも，このような客と小売店の関係が“商店街”を作っていたのである．

セルフサービス店では，商品の買い手が一切自分で選択しなければならないから，すべての商品について，客の必要とする情報が一目でわかるようになっていなければならない．このことは，セルフサービス店で販売される食品の“規格化”をもたらした．買い手が何も質問しないでいいように，いつでも同じ品物が同じ数量だけパックされて並べられるようになったのである．

スーパーと食品専門小売店のもうひとつの違いは，いうまでもなくスーパーには野菜も魚も肉も加工食品も全部あるということである．買物に長い時間をかけることができない共働きの主婦にとっては，勤めの帰りにスーパーで一切を買うほうが便利である．ひとつの店で必要な食品が全部そろうので，このような方式は“ワンストップ・ショッピング”とよばれている．

### バーコードとPOS情報

さてスーパーのレジでは，代金の計算に自動読み取り器（光学スキャナー）が使われている．それぞれの商品にラベルがつけられていて，レジではそのラベルを自動的に読み取るが，このラベルには，太さと間隔の違う何本もの棒線（バー）が並んで印刷されている．これが“バーコード”である．バーコードにはそれぞれの商品についてのいろいろな情報が入っていて，レジのスキャナーでそれが一度に全部読み取れる仕組みになっている．バーコードシステムの採用によって，スーパーのレジを品物が通過する瞬間に，何時，どこで，何が，どれだけ売れたかという情報がすべて売り手のコンピュータに入力されるようになった．

バーコードは商品の規格をコード化したものであり，1978年にはJIS（日本工業規格）の一部として日本商品番号（JAN）が定められた．JANは13桁の番号で，商品の生産国名，メーカー名，メーカー内での商品名などをコード化して，バーコードで表すようになっている．バーコードは現在ではソースマーキングといって商品を生産するメーカー（ソース）でつけられるようになりつつある．

バーコードから読み取られる情報のように，販売の瞬間（ポイント・オブ・セールス）に集められる情報は，POSとよばれている．最近では，POSは商品名，価格，数量，販売時間，場所などに加えて，商品の仕入れ，配達，発注などに役立つ情報を含んだ総合的な情報システムになっている．POSによって，スーパーは食品市場の動きをリアルタイムで知ることができるようになった．スーパーは市場の情報の支配者となり，この情報の力が驚異的な成長をもたらしたのである．

1970年代末にスタートしたJAN型POSは，1980年代に入って驚くほどの速度で普及した．JAN型POSシステム導入店舗数は，1985年に約4,000店となり1995年には20万店となり，さらに2004年には40万店と増加を続けている．

セルフサービス，ワンストップ・ショッピング，バーコードなどは，スーパーで買物をする消費者なら誰でも知っていることである．しかし流通革命にとっては，それらとならんで重要な要素がもうひとつある．それはチェーンストア・システムである．現在では小売業の年間販売額上位10社のなかで，トップの2社をスーパーが占めている．また，上位50社のなかには，ローソンやファミリーマートなどのコンビニが入っている．もし，食料品だけに限ってみれば，上位10社はすべてコンビニとスーパーである．

チェーンストア・システムの決定的な強みは，加盟店のPOS情報を総合する情報力である．リアルタイムで得られるPOS情報であっても，ひとつの店舗だけのものであってはそれほどの力にはならないが，全国に広がっている加盟店の情報がセンターに集められると，それは食品市場の動きをとらえるうえで驚異的な力になる．

こうした情報力によって，スーパー，コンビニの流通革命が進んだといってもよいが，それを支えたのは大量のPOS情報を高速度で処理し，仕入れや販売に指示を出すことを可能にしたコンピュータの進歩であった．流通革命は情報革命と平行して起こったのである．

流通革命も情報革命も，現在もまだ進行中である．インターネットが家庭にまで普及するのに伴って，それを販売に利用したり，コンピュータ・ネットワークを在庫管理・受発注に用いるEOS（電子発注システム）が開発されたりする一方，流通コストの全面的削減と低価格販売を目指すディスカウントストアやハイパーマーケットなど，小売店の業態もさらに多様化しつつある．またここでは説明を省略したが，小売業の変化に伴って卸売業界も大きく変化しつつある．

## 4. 流通革命と消費者

流通革命は，私達の食生活をどう変化させ，何をもたらしたであろうか．コンピュータ・ネットワークを中心とする情報技術の発展を利用したスーパーやコンビニの普及は，これまでの説明でもわかるように，ただ流通方式が変わったというだけではなく，流通する食品そのものも変化させたのである．

**スーパーのフードシステム支配**

流通革命がフードシステムにもたらした最大の変化は，フードシステムの流れの最下流にある食品小売業がシステム全体をリードするようになったことである．POSによって食品市場の動きをリアルタイムでとらえる能力が，チェーンストアにフードシステムを支配する力を与えた．

POSは消費者の購買行動を直接とらえる情報技術である．このことから，チェーンストアによるフードシステムの支配を消費者主権の反映と同一視し，流通革命を“生産者起点型流通から消費者起点型流通”への変化とみる考え方もある．しかしいうまでもなく，チェーンストアと消費者とは同一ではない．チェーンストアがリーダーとなったフードシステムが，本当に消費者の望む食生活を実現する方向へ進んでいるかどうかは，POSが消費者の購買行動に表れる情報をとらえる力をもっていることとは別の問題である．

チェーンストアがフードシステム全体をリードする力をもっているのは，消費者に関する情報をもっているからである．そして市場経済では，当然のことであるが，この情報はフードシステムが利益を上げるために利用される．

現在の発展したフードシステムは，チェーンストアの指示に従って，食品工業も，農水産業も，よく売れる食品を生産し，スーパーやコンビニの店頭に配送している．問題は，よく売れる食品を供給するフードシステムは消費者にとってよいシステムかどうか，すなわちよく売れる食品は，消費者がよく買う食品であり，消費者がよく買う食品は消費者の好む食品であるから，よく売れる食品を供給するフードシステムは消費者にとってよいシステムであると考えてよいかどうかということである．

**フードシステムと食品の標準化**

これは簡単には答えられない問題である．もちろん，市場経済の原則からいって，よく売れる食品を供給するフードシステムは悪いシステムではない．よく売れて利益が上がるのは，市場システムが有効に機能している証拠である．しかし効率的な市場システムではあっても，消費者の立場からみて欠点や改善すべき点がないとは限らない．

先に述べたように，スーパーやコンビニの特色のひとつは，食品の規格化である．情報システムが有効に働くためには，取り扱う商品が規格化され，簡単なコードで表示できるようになっていなければならない．消費者の立場からいっても，セルフサービスで買物をするためには，やはり商品は規格化され標準化されていないと困る．

しかし規格化の反面は，規格に合わない食品をフードシステムから排除することでもある．スーパーやコンビニには，流通革命以前とは比べものにならないほど多くの食品が並んでいるけれども，一方で姿を消した食品がないとはいえない．魚屋や肉屋での対面販売ではできた細かい注文は，スーパーやコンビニではできない．

消費者の好みの問題もある．よく売れる商品が供給されるというのは，あまり売れない食品は供給されないということでもあるが，世の中にはそのあまり売れない食品が好きな人もいるのである．流通革命にリードされたフードシステムの発展は，規格化された食品の供給と価格を安定させたが，規格化に向かないマイナーな食品やローカルな食品はかえって高価になり手に入りにくくなった面がある．

**図 4** は，このような問題を簡単なモデルで示したものである．小さな円Aは，流通革命以前の食品を表し，大きな円Bは流通革命と発展したフードシステムの供給する食品を示している．

左の図では，円Aは大きな円Bのなかにすっぽり包まれている．つまり新しいフードシステムは，伝統的な食品の供給をまったく妨げないで，それに加え

図4 流通革命と消費者の選択機会

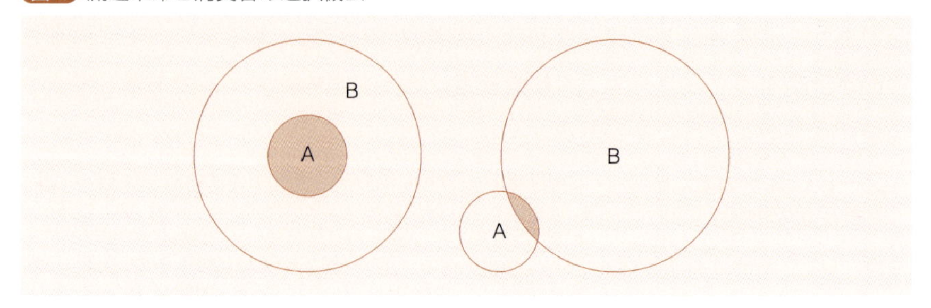


てたくさんの新しい食品を供給するようになったという意味である．反対に右の図では，大きな円Bと小さな円Aとはほとんど離れてしまっている．食品の供給は豊富にはなったが，伝統的な食品は色のついたわずかな部分が残っているだけであとは姿を消してしまったという意味である．現在の日本のフードシステムはどちらであろうか．

**流通革命の引き起こした問題**　流通革命は，チェーンストアの力を強めることによってフードシステムの内部にもいろいろの問題を引き起こした．

そのなかで，フードシステムだけではなく社会全体の問題となったことの一つは“多頻度小口配送”である．POS情報がリアルタイムでチェーンストアのコンピュータセンターに入力されることで，スーパーやコンビニは，今どの商品がどれだけ必要かを正確に知ることができるようになった．そこから“ジャスト・イン・タイム”つまり正確に指示された時間に，必要な商品を必要な分量だけ納品するようにという注文が出されるようになった．

ジャスト・イン・タイムは，チェーンストアにとっては厳密な在庫管理による流通コストの削減になるが，食品メーカーや配送業者にとっては，注文に応じて少しずつ何度も配送しなければならないこととなり，輸送費用はかえって増加する．それは都心部の交通混雑の原因となり，道路交通システム全体の効率を悪くする結果ともなった．

流通革命が社会全体の問題に波及したもうひとつの例は，“商店街の空洞化”である．図5は，立地環境別の小売販売額の伸び率を比較している．都心の繁華街と違って地方の中小都市では，郊外に大きなショッピングセンターができ

図5 立地環境別の小売業販売額伸び率（2002年→2007年）

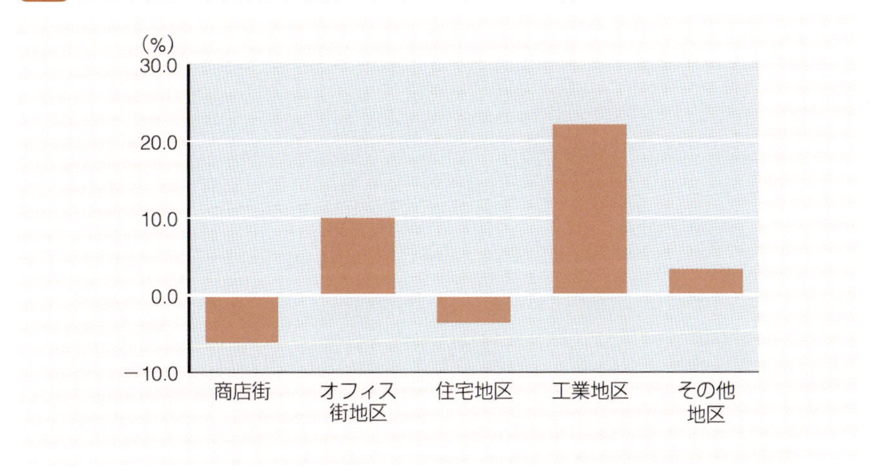


経済産業省：わが国の商業．2009

ると，客がそちらに吸い寄せられて，専門小売店の並んだ商店街は閑散としてしまう．これは単に専門店の経営問題だけでなく，地域住民の生活環境やコミュニティの問題にもなってくる．住民はそれぞれに孤立して，自分だけの自動車で遠くへ買物に出かけるようになり，地元の街はさびれてしまう．流通革命の裏面には，こうしたいろいろな問題も潜んでいるのである．

# Chapter 8 外食・中食の成長

## 1. 外食産業の成立と現状

食品工業，食品流通業，外食産業からなる食品産業のなかで食生活の外部化の進行により，最近最もその成長が注目されているのが外食産業である．しかし，飲食業からひとつのまとまった産業として外食産業という言葉が使われはじめたのはそう古いことではない．確かに，家の外で食事をしたりお酒を飲んだりする習慣は昔からあった．そば屋や寿司屋やだんご屋は江戸時代にはもう存在していたし，戦後の復興期以後は各種の料理店やレストランを含め多数の飲食店が出現した．けれども，これらの店はあくまで飲食店であって，独立した産業ではなかった．今では私達の生活になじみ深いファーストフード店やファミリーレストランも，本格的に日本に導入され，急成長をとげたのは 1970 年代である．

### 外食産業の成立

そのきっかけとなったのが“スカイラーク”（現すかいらーく）1 号店のオープンで，このオープンの年 1970 年が後に日本の“外食元年”とよばれるようになった．それ以前は，仕事上のつき合いのための外食が主で，家族が外で食事する機会は極めて少なく，デパートのお好み食堂での食事などがその数少ない例外であった．街のそば屋や中華料理屋や寿司屋なども家族がそろって食事をする場所ではなかった．

このように外食が特別な“ハレ”の場として考えられていた状況から，気軽に誰でもいつでも利用できるような普通の場になったのは，1970 年代に入って外食産業が本格的なスタートを切った以後である．なかでも，内外資本によるチェーン店，たとえば国内資本によるすかいらーくやロイヤルホストなどのファミリーレストランや，外国資本によるケンタッキー・フライド・チキン，マクドナルドなどのファーストフード店が出店してからである．

このように1970年代に，各種のチェーン店が相次いで参入し，店舗数が急増加するとともに，従来の飲食店をも含め外食産業というひとつのまとまった産業として認められるようになったのである．この変化の基本的な原因は，いうまでもなく食生活の成熟である．しかしこの時期に外食産業がはっきりその位置を確立したのには，外食産業発展にとって好条件がいくつか重なったためでもある．

その第1は，なんといっても高度経済成長がもたらした所得の上昇によって，家族が外で食事を楽しむだけの経済的余裕ができたということである．また，この所得の上昇の一部を支えたのは，女性の職場進出であって，共働き世帯の忙しい主婦が簡便で安価な外食を求めたということもあった．

このような需要側の要請に応えて，家族が気軽に入れ，それまでの食堂のイメージとは違ったしゃれた雰囲気をもつ店として，アメリカのコーヒーショップやファーストフード店が導入された．これらの店はチェーン展開することで一定の質を確保しながら，さらに価格を一定の範囲におさめることに成功した．

第2の要因は，このチェーン店の導入に大きな役割を果たした第2次資本自由化である．第2次資本自由化は，1969年の3月に行われ，飲食業も自由化の指定業種に含まれていたので，日本の外食市場の発展性に注目したアメリカ資本が相次いで日本に進出した．翌年の1970年に，大阪で開かれた万国博覧会では，会場のあちこちに店を出したアメリカの外食店が多くの入場者の目を奪った．これも日本の消費者と飲食業界にとって大きな刺激となった．こうした新しいタイプの外食店がいち早く導入したハンバーガーは，それまで日本にはなかった食品で，新しさと豊かさを求めていた消費者に急速に受け入れられるようになった．

第3に，折から始まった自家用車の普及も郊外の幹線道路沿いのファミリーレストラン利用を促す大きな要因であった．

このように，1970年代初めにスタートした外食産業は，1970年代を通じてめざましい成長をとげた．特に従来型の飲食店ではなく新しいチェーン展開するファミリーレストランやファーストフード店の伸びは著しく，すかいらーくは創業の5年後には20店舗，10年後の1980年には251店舗，売上高も384億円と5年間に20倍近い成長をした．1971年に出発した日本マグドナルドは1980

図 1　2010 年の外食産業市場規模（億円）

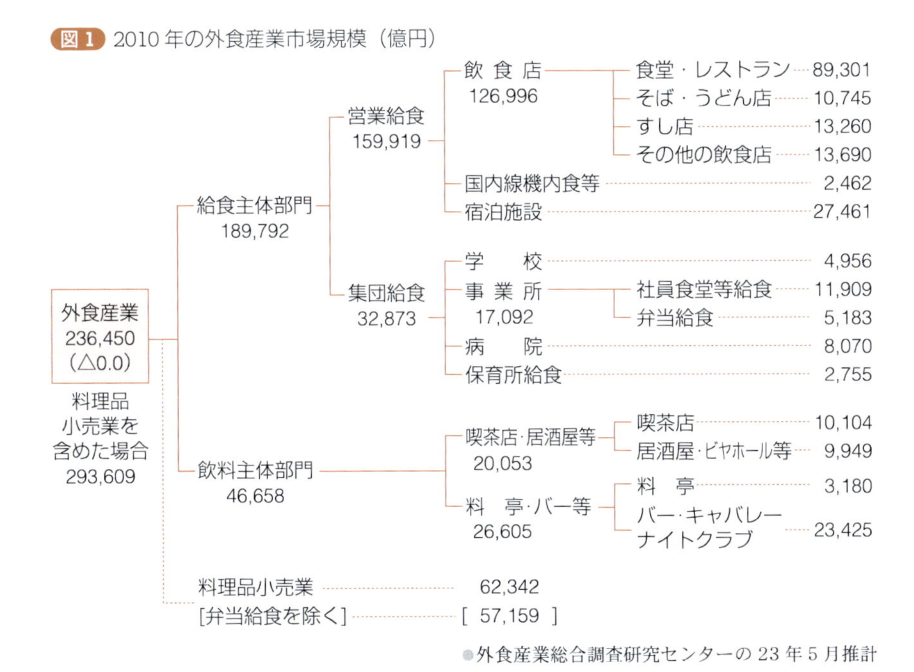


●外食産業総合調査研究センターの 23 年 5 月推計

年には 264 店舗，売上高 501 億円であったが，1984 年には日本の外食産業として初めて 1,000 億円企業となった．

## 外食産業の現状

**図 1** は，外食産業総合調査研究センターの推計による 2010 年の外食産業の販売額である．外食産業というとまず飲食店を思い浮かべるが，この表によればその他に，航空機の機内食や旅館やホテルなどの宿泊施設での飲食，さらに各種の給食まで非常に多くの業種や業態があることがわかる．

2010 年の外食産業の全体としての販売額規模は 23.6 兆円であり，内訳は食事が主の給食主体部門が 18.9 兆円で全体の 80.2 %，喫茶店などの飲料主体部門が 4.7 兆円 19.8 % となっている．このように外食産業の中心は食事であることがわかるが，給食主体の外食産業もさらに食堂・レストランやそば・うどん店などからなるいわゆる飲食店を中心とする営業給食と，学校や事業所や病院などの集団給食に分けられる．営業給食と集団給食の比率は約 8 対 2 である．

さらに外食産業の業種区分としては，飲食店全体を一般飲食店とその他の飲

表 1 一般飲食店の業種別店舗数および規模別シェア（2009 年）

| | 事業所数（千店） | | 倍率 2009 年/04 年 |
|---|---|---|---|
| | 2004 年 | 2009 年 | |
| 一般飲食店合計 | 420 | 407 | 0.97 |
| 一般食堂 | 75 | 63 | 0.84 |
| 日本料理店 | 42 | 50 | 1.19 |
| 西洋料理店 | 29 | | — |
| 中華料理店 | 61 | 56 | 0.91 |
| そば・うどん店 | 35 | 33 | 0.94 |
| すし店 | 35 | 29 | 0.83 |
| 喫茶店 | 84 | 77 | 0.92 |
| その他 | 59 | − | − |

●総務省「事業所・企業統計調査」（2009 年）

食店の 2 つに分けるのが普通である．一般飲食店は，日本料理，西洋料理，中華料理店などの各種料理店やそば・うどん店，寿司店，喫茶店，ハンバーガー店などからなり，その他の飲食店には料亭，バー・キャバレー・ナイトクラブ，酒場・ビヤホールが含まれる．

**表 1** には，2004 年と 2009 年の一般飲食店の業種別店舗数とその推移，および規模別のシェアが示してある．これによれば，日本には一般飲食店が 41 万店あり，これを人口当たりでみると，人口 300 人弱に 1 店の割合となる．日本は世界的にみても飲食店の多い国であるということができる．

業種別にみると最も多いのは喫茶店の 7.7 万店，次いで一般食堂の 6.3 万店，中華料理店 5.6 万店，日本料理店 5.0 万店，寿司店 2.9 万店である．そば・うどん店は意外に少なく 3.3 万店である．5 年前と比較した店舗数をみると，一般飲食店全体で 3 % 減少し，この間に約 1.3 万店の店舗が消失している．そのうち最も大幅に減少したのは喫茶店で 8.4 万店から 8.3 % 減少している．

## 2. 外食産業の特徴

**製造業・小売業・サービス業**

外食産業は，ひとつの産業でありながら製造業・小売業・サービス業という 3 つの産業の性質を併せ持っている特殊な産業である．外食産業では，料理を作り，できた料理を店で客に接待というサービスをつけて売っている．

このうち最初の,客に出す料理を厨房で作る工程だけをみれば,“ものを作る”という点で自動車工業や鉄鋼業と同じ製造業である．けれども，できた料理を客に売るという点を考慮すると，“ものを売る”本屋やスーパーと同じ小売業である．しかしこの場合，ただ売るのではなく客が気持ちよく飲食できるようにさまざまなサービス，たとえばテーブルセッティングやウエイトレスやボーイによる料理の提供などを付加して，売っているのである．つまり美容院やクリーニング店と同じ“サービスを売る”サービス業でもあるわけである．外食産業は製造業・小売業・サービス業という3つの産業の性質を同時に備えており産業組織上の複雑で興味深い特性をもっている．

**多様な業態**

外食産業は，その規模が大きいだけではなく，そこに含まれる業種・業態の種類が非常に多い．先にみたようにいわゆる飲食店と集団給食とがあるし，中食も飲食店も伝統的な生業的な飲食店と大規模なチェーン経営のものがある．集団給食では営利的なものと非営利のものとがある．

これらは，提供する料理だけでなく，店舗の形態も，規模も経営方法も顧客対象も，価格帯も大きく異なる．このような特性は外食産業が製造業•小売業•サービス業の3つの産業の性質を併せ持っているということにもよるけれども，わが国の外食産業が外国と比べても種類が多いのは，日本人が食にこだわり，和・洋・中華料理はもちろん世界中の料理を柔軟に取り入れ，食生活を楽しんでいるからでもある．

**価格格差**

外食産業では，同一（同種）の商品でありながら，外食店の種類やその立地している場所によって価格の幅が非常に大きい．たとえば，ハンバーグを例にとって考えてみよう．スーパーマーケットに行って，冷凍ハンバーグや総菜のハンバーグを買えば，非常に安くハンバーグを食べることができる．ファミリーレストランに行ってハンバーグを注文すれば調理済みハンバーグを買ってくるよりは高いが，ホテルのレストランでハンバーグを食べるのとは比較にならないほど安く食べられる．最初の冷凍ハンバーグとホテルのハンバーグでは,その価格に10倍くらいの違いがある．にぎり寿司の場合には，持ち帰り寿司と高級な寿司屋の寿司ではもっと大きな価格差が存在する．

どのような産業であっても，もちろん提供する商品やサービスの価格には多少の幅はある．しかし外食産業でこのように大きな差が生じるのは，外食産業が製造業であるとともにサービス業でもあるということから生じている．外食産業の製造業としての差は，提供される料理の品質の差として現れ，サービス業としての差はその店の施設やサービスの差によって生ずる．この2つの差が重なり合うために，外食産業では価格格差が大きくなるのである．

**チェーンレストランの成長**

外食産業は多様な飲食店からなっているが，そのなかで伝統的な飲食店とチェーンストア・システムで展開される新しいタイプの飲食店との違いは際立っている．そして，外食産業の成長の牽引力となってきたのはチェーン展開しているレストランやファーストフード店であって，個人経営の小規模で伝統的なそば・うどん店や喫茶店などの店舗数は1976年以降一貫して減少傾向にある．

**表2**は，業種別のフランチャイズチェーンのチェーン数・店舗数・売上高とその伸び率を示している．2010年の外食業チェーンは518で，チェーン全体1,233の42％を占め，小売業の333やサービス業の382を数の上では上回っている．しかし，店舗数ではいずれよりも少なく，売上高では小売業チェーンが圧倒的に大きく全体の70％にあたる15兆円であるのに対し，外食チェーンでは4兆円弱となっている．

外食業チェーンのチェーン数をみると，ファーストフードを提供するラーメン・餃子チェーンと寿司・弁当・総菜などチェーンがそれぞれ88と24で多い．町でよく目にするハンバーガーチェーンは，1チェーン当たりの店舗数と売上高は格段に大きいが，チェーン数自体は7と意外に多くない．レストランについては日本料理と西洋料理のチェーンが54と43で多く，居酒屋・パブおよび喫茶店も多くなっている．

バブル崩壊後，わが国の外食産業は先に述べたように全体として不振が続き，店舗数や売上高で減少傾向がみられる．こうしたなかで，チェーン化された飲食店では1995年から2001年にかけて，店舗数は1.31倍に増え，売上高でも1.24倍と増加傾向がみられた．その後も2006年にかけて店舗数では，1.10倍，

表2 業種別チェーン数・店舗数・売上高と伸び率

| | チェーン数 | | 店舗数 | | 売上高（10億円） | |
|---|---|---|---|---|---|---|
| | 2010年 | 10/06年 | 2010年 | 10/06年 | 2010年 | 10/06年 |
| 総計 | 1,233 | 1.03 | 244,146 | 1.04 | 21,381 | 0.77 |
| 小売業計 | 333 | 0.96 | 90,632 | 1.06 | 15,028 | 1.16 |
| 外食業計 | 518 | 1.04 | 54,757 | 0.97 | 3,887 | 0.95 |
| 寿司・弁当・総菜等 | 24 | 1.09 | 7,827 | 0.94 | 374 | 0.86 |
| ラーメン・餃子 | 88 | 1.16 | 4,733 | 0.88 | 218 | 0.80 |
| カレー・牛丼 | 18 | 1.05 | 3,780 | 1.12 | 265 | 1.07 |
| ハンバーガー | 7 | 0.78 | 5,616 | 0.92 | 698 | 1.16 |
| 他のファーストフード | 87 | 1.01 | 2,222 | 0.25 | 513 | 0.80 |
| 日本料理 | 54 | 0.84 | 2,481 | 0.80 | 184 | 0.63 |
| 西洋料理 | 43 | 1.23 | 3,916 | 1.25 | 318 | 1.08 |
| 中華料理 | 8 | 0.89 | 888 | 0.96 | 105 | 1.03 |
| その他料理 | 58 | 1.18 | 5,104 | 0.86 | 490 | 0.96 |
| 居酒屋・パブ | 93 | 1.09 | 6,185 | 0.96 | 420 | 0.89 |
| 喫茶店 | 38 | 0.84 | 4,900 | 1.17 | 302 | 0.98 |
| サービス業計 | 382 | 1.09 | 88,757 | 0.96 | 2,466 | 0.96 |

資料）日本フランチャイズ協会「JFA フランチャイズチェーン統計調査」

売上高では1.13倍と増加したが，2006年以降2010年にかけては，店舗数でも売上高でもそれぞれ3％，5％の減少がみられる．

さて，こうしたチェーン展開する飲食店と伝統的な飲食店ではどこが違うのであろうか．チェーン化された外食店の第1の特徴は，チェーンストア形式による多店舗経営で，これによる仕入れの原価の引き下げやセントラルキッチンの採用は，経営効率の向上をもたらし低価格でのメニューの提供を可能にしたばかりでなく，全国どの地域のどの店でも常に一定の味と価格とサービスが受けられるという点から，消費者に安心感と信頼感を与えた．

第2に，徹底したマニュアル化で，先のセントラルキッチン方式とともに店舗での調理や配食サービスのマニュアル化はパートやアルバイトによっても質を落とすことなく料理の提供を可能にし，人件費の大幅な削減をもたらした．また，よく考え抜かれた接客マニュアルによって教育された従業員のきびきびした態度は，これまでの伝統的なそば・うどん店などにも高級な飲食店にもない新しいタイプの飲食店として差別化に成功している．

第3に顧客の特定である．初期のファミリーレストランチェーンでは，最初から子どもや幼児を含む家族連れを前提に建物からメニューまで設計されていた．最近のニュータイプの居酒屋チェーンや各種のレストランチェーンでは，最初から徹底した顧客の絞り込みをしている．広い客層を想定し，誰にでも好まれる一般的なメニューを出すのではなく，ターゲットとする顧客を年齢，性別，飲食目的，予算などによって細かく設定し，それに合ったメニューをそれにふさわしい雰囲気のなかで提供するのである．

このほかにも，7章で伝統的な流通業とチェーン展開する流通業の違いについて述べたことと共通する点がたくさんある．特に全国にチェーン展開する店舗から得られる情報とそれを分析し利用する情報力が特徴であることはいうまでもない．いずれにしても，対象を特定し，清潔で，適度な価格に代表されるチェーンレストランの特徴が，1970年代から最近までの消費者の外食産業に対するニーズを満たしていたことは間違いない．しかし，消費者は長引く不況のなかで値段に見合った実質的な価値を求めるようになっている．このような厳しい消費者の要求に今後どのように応えていくのか，チェーン展開する外食店にあっても難しい局面に直面しているといえる．

## 3. 中食産業の成長と現状

ファーストフード店のテイクアウトや持ち帰り寿司や弁当だけでなく，最近ではスーパーやコンビニエンスストアのおにぎりや総菜類が非常な勢いで伸びている．デパートの食品売場でも総菜や弁当の売場の面積がどんどん広がっている．このように調理済み食品を購入してそれを家に持ち帰って食べるという"中食"の利用によっても，食生活が簡便化され調理の外部化は進んでいく．現在，食生活の簡便化はどちらかというと外食ではなく中食にウエイトをおいた形で進行しているようである．そこで，この節では中食についてみていくことにしよう．

### 中食の定義

まず，内食と中食と外食は，料理を調理する人と，調理する場所と，食べる場所によって，次のように定義することができる．

内食：主に主婦が家庭で調理したものを，家庭内で食べる
中食：家庭外の人によって家庭外で調理されたものを，家庭内外で食べる
外食：家庭外の人によって家庭外で調理されたものを，その場で食べる

このような定義では，家で作った弁当の分類の問題や，同じハンバーガーでも家で食べるのと，買った店で食べるのとでは違う分類になるのかなどいろいろ疑問や問題が出てくる．内食と中食と外食の定義は，境界領域が曖昧で厳密にはかなり難しい問題である．

**中食産業の現状**

2010 年の中食産業の経済規模は，総菜や持ち帰り弁当・寿司などの調理食品の合計で外食産業総合調査研究センターの推計によれば，その額は約 5.7 兆円となっている．先にみた外食産業にこの中食産業を加えて，食生活の外部化を支える広義の外食産業とよぶこともある．これによれば，わが国の 2010 年の広義の外食産業規模は，狭義の外食産業 23.6 兆円（全体の 80 %）と中食産業 5.7 兆円（同 20 %）を加え合計約 29.1 兆円ということになる．

**図 2** に示した日本総菜協会の推計によれば，2015 年の料理品の販売額は，9 兆 6,000 億円となっている．2003 年からの変化を業種別にみると，百貨店以外の業態では販売額が伸びている．最も伸びの大きいのは食料品スーパーで，12 年間に 66 % 増加している．コンビニエンスストアもこの期間に 6 割近く販売額が増加している．また業態別のシェアは総菜専門店が 40 % 弱，食料品スーパーやコンビニエンスストアが 20 数 %，総合スーパーが 10 % 強で推移していたが，2010 年を過ぎたあたりから，コンビニエンスストアのシェアが拡大し続けている．

中食は，限られた食市場の中で，今後も需要拡大が見込まれる例外的な分野であるうえ，利益率も高いことから，各業態がお互いにしのぎを削っている．現在最も大きなシェアをもつ食料品スーパーや総菜専門店はもちろん，伸び悩む外食産業でもテイクアウトによる中食部門への進出を図っている．しかし，全体のシェアこそ大きくないものの中食市場をリードし常にその中心に位置するのは，コンビニである．

コンビニのこの分野への進出の様子を，たとえばコンビニ最大手のセブン-イ

図2 惣菜市場の業態別販売額

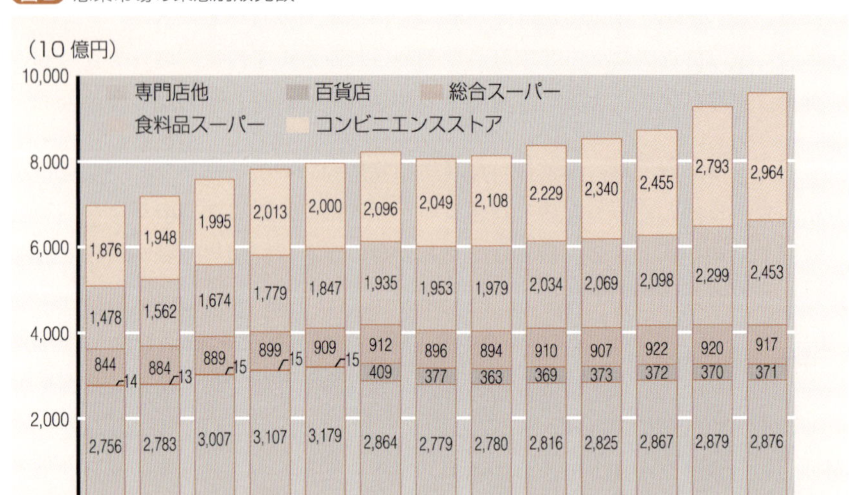


注）2008年以降は百貨店でのテナント販売額も含む　●日本惣菜協会「惣菜白書」

レブンでみると，1980年の中食の売上高は200億円にすぎなかったのに，1994年にはすでに3,000億円を超え，外食大手のすかいらーく，マクドナルドの売上げを超えるものとなっている．

**表3**は，コンビニの全売上げに占める中食の割合と，年齢別の来店者割合を示している．表からわかるとおり，コンビニでの弁当や総菜などに代表されるFF（ファーストフード）などの売上げはその割合を伸ばしつづけており，売上げ全体の4分の1弱になっている．また，来店者の推移をみると，従来の代表的な顧客であった25歳までの若年層の割合が減少する一方で，36歳以上の中高年齢層の来店は増加傾向にある．特に，1986年に全体の1.7％にすぎなかった56歳以上の来店者は，2001年には9.9％へ8ポイントも増加しておりその伸びは著しく大きい．

コンビニでは，従来の主たる顧客である若年男子単身者に加え，より広い年齢層や女性客を確保するためにさまざまな試みを行っている．特に急増する高齢者に対しては，少量パッケージや薄味で高品質な商品などニーズにあった新商品開発，さらに宅配サービスなどを導入している．住まいのすぐ近くに位置

**表3** コンビニエンスストアの部門別売上げと年齢別来店者数

a. コンビニエンスストアの部門別売上げ割合（%）

| | 酒類 | 飲料 | FF など | 他の食品 | 雑誌・雑貨 | その他 | 合計 |
|---|---|---|---|---|---|---|---|
| 1986 年 | 9.9 | | 7.9 | 67.0 | 13.1 | 5.1 | 100.0 |
| 1991 年 | 13.6 | 9.2 | 7.9 | 49.6 | 18.4 | 1.3 | 100.0 |
| 1996 年 | 6.8 | 13.0 | 16.5 | 39.8 | 17.6 | 6.3 | 100.0 |
| 2001 年 | 6.0 | 16.2 | 23.8 | 30.4 | 13.3 | 10.2 | 100.0 |

b. 年齢別コンビニエンスストアの来店者割合（%）

| | ～15 歳 | 16～25 歳 | 26～35 歳 | 36～45 歳 | 46～55 歳 | 56 歳～ | 合計 |
|---|---|---|---|---|---|---|---|
| 1986 年 | 8.0 | 61.0 | 21.0 | 5.7 | 2.6 | 1.7 | 100.0 |
| 1991 年 | 6.2 | 51.4 | 24.2 | 9.3 | 4.9 | 4.0 | 100.0 |
| 1996 年 | 5.4 | 47.7 | 23.4 | 12.5 | 5.8 | 5.3 | 100.0 |
| 2001 年 | 5.1 | 45.3 | 21.2 | 11.2 | 7.3 | 9.9 | 100.0 |

●コンビニ 1995 年春夏号，コンビニ 2002 年 4 月特大号

し，朝早くから開いているコンビニは，調理に負担感を感じる高齢者にとって，元気な若者以上に便利で身近なものになってきている．コンビニ業界では現在でも引き続き中食分野に力を入れており，今後この割合はますます大きくなると予想されている．

### 外部化比率の上昇

最後に外食産業と中食産業の長期的な推移をみるために，**図3** に狭義の外食と中食および名目 GDP の伸び率を示している．

外食産業は 1970 年代後半から 1980 年代初めまでほぼ 10 % の高成長が続いた．1980 年代は日本経済が安定期に入り，所得の伸びが低くなるにつれ，外食産業の伸びも 5 % 前後に低下したものの依然として順調な発展を続けた．そしてバブル期の 1990 年代初めには個人だけでなく，法人の交際費によって再び 10 % 近くの非常に大きな伸びを示したが，バブルの崩壊とともに急速に成長は鈍化し，1994 年には初めて 0.2 % のマイナス成長となった．その後もわずかなプラス成長がみられた年もあるが，長期にわたってマイナス成長が続いている．

これに対し，中食は大きく変動しながらも，成長率は外食産業よりも常に高く，1970 年代を通して 20 % 前後を維持し，1980 年代に入っても 10 % 台で成長しつづけた．バブル崩壊後はさすがに伸び率の低下はみられるが，長期に渡る

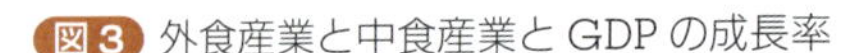
図3 外食産業と中食産業とGDPの成長率

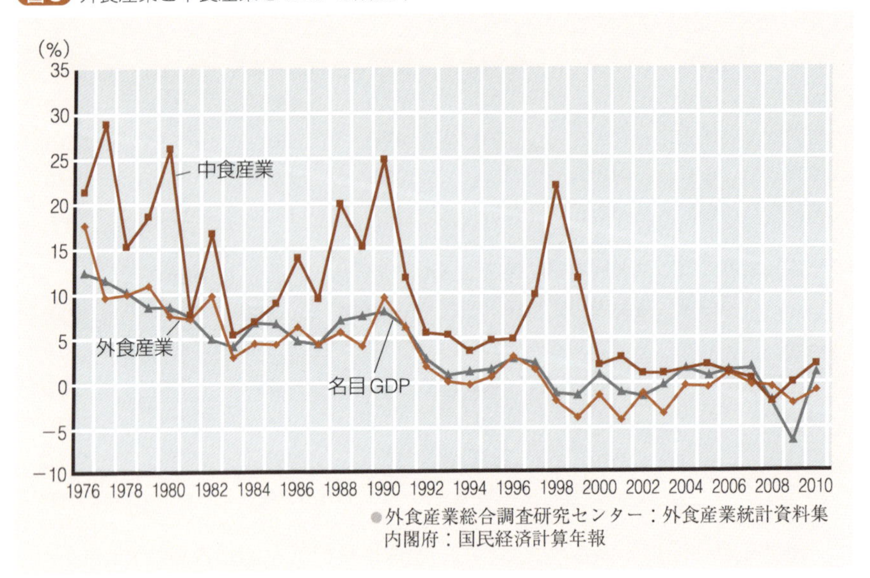

●外食産業総合調査研究センター：外食産業統計資料集
内閣府：国民経済計算年報

不況のなかでも 2008 年を除いてプラスの伸び率を保っている．その結果，食生活の外部化に占める外食と中食の比重が変化し，中食のウエイトが大きくなってきている．

この様子は，**図 4** に示した食の外部化比率と外食比率の差である“中食”比率の上昇でみることができる．ここで外食率というのは飲食費全体に占める外食費の割合をいい，外部化比率は外食に中食を加えた広義の外食費の飲食費に占める割合である．図には，国全体としての食の外部化を表すマクロベースの比率と，2 人以上普通世帯での外部化を表す世帯ベースの比率の 2 つが描かれている．マクロベースの比率は，外食産業総合調査研究センターによる外食産業と中食産業の販売推計値である．世帯ベースの計算には，「家計調査」の 2 人以上世帯（全国全世帯）の飲食費と外食費ならびに調理食品費が使われている．

図からわかるように，外食比率も外部化比率も国全体としてのマクロベースのほうが，世帯ベースの比率よりも高くなっている．この原因は，マクロベースの計算には，社用などの家庭外での外食や中食が含まれることや，世帯ベースは 2 人以上世帯の外部化率であって外食や調理食品利用の著しい単身世帯が

図4 外食比率・食の外部化比率の推移

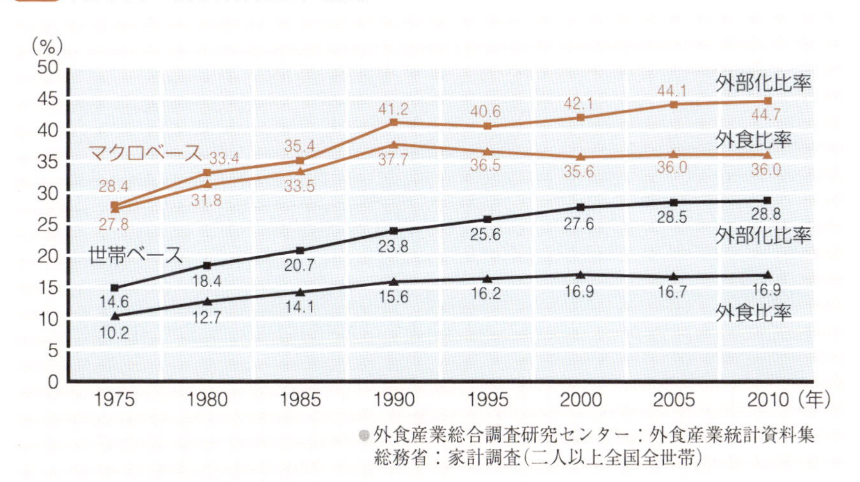


外食産業総合調査研究センター：外食産業統計資料集
総務省：家計調査(二人以上全国全世帯)

含まれていないことにもよる．また，世帯ベースの計算に用いた「家計調査」では，記帳者が把握できない世帯員の外食や中食費の存在が落ちていることも考えられる．

しかし，いずれの場合も時間とともに上昇傾向がみられる点，外食比率より外部化比率と外食比率の差である中食比率の伸びのほうが大きいことは共通している．日本では調理の簡便化による食生活の外部化が一貫して進行しており，外部化は最近では外食よりも中食主導で起こっていることは明らかである．

## 4. 食の外部化の進展

**中食の成長理由**

中食が伸びている理由は，3章で述べた食生活簡便化の理由と重複するが，第1には，コンビニの最大の顧客である単身者の増加で，一人分の調理よりも調理品を購入するほうが金銭的にも時間的にも経済的であるということによっている．若い単身者に比べると比較的調理をする高齢者でも，調理に負担を感じ中食を利用する人が増えている．

第2は，働く女性の増加で，時間に追われる忙しい主婦の調理品の利用が増

**表4** アメリカの食料支出の対可処分所得比率

| | 可処分所得<br>10億ドル | 飲食費（家庭内） | | 飲食費（家庭外） | | 飲食費合計 | | 家庭外飲食<br>割合% |
|---|---|---|---|---|---|---|---|---|
| | | 10億ドル | % | 10億ドル | % | 10億ドル | % | |
| 1970 | 735.7 | 75.5 | 10.3 | 26.4 | 3.6 | 102.0 | 13.9 | 25.9 |
| 1980 | 2,009 | 180.8 | 9.0 | 85.2 | 4.2 | 266.0 | 13.2 | 32.0 |
| 1990 | 4,285.8 | 314.5 | 7.3 | 175.2 | 4.1 | 489.6 | 11.4 | 35.8 |
| 2000 | 7,327.2 | 433.0 | 5.9 | 288.8 | 3.9 | 721.9 | 9.9 | 40.0 |
| 2005 | 9,277.3 | 535.9 | 5.8 | 376.6 | 4.1 | 912.5 | 9.8 | 41.3 |
| 2010 | 11,379.9 | 630.1 | 5.5 | 443.9 | 3.9 | 1,074.0 | 9.4 | 41.3 |

●アメリカ農務省　Food Consumption, Price and Expenditure

えている．また，忙しくなったのは主婦ばかりではなく，父親も，学習塾などに通う子ども達も忙しく，家族そろっての食事の機会は減ってきている．このように一人一人がばらばらに食事をする孤食の増加や，みんなが好きなものをばらばらに食べる個食機会の増加は，少量ずつパックされた便利な調理品に対する需要となり，中食の増加をもたらした．

また，同じ簡便化でも外食ではなく中食が選択される理由は，外食費に比べ中食のほうが安いという経済的理由に加え，外で食べるのは億劫で家でくつろいでゆっくり食べたいということも大きな理由である．

### アメリカの食生活

日本以上に女性の高学歴化が進み，多くの女性が職場で活躍しているアメリカでは，どのような食生活が営まれているのだろうか．

**表4**に，アメリカの食料費の動きを示した．これによれば，アメリカの家計部門では2010年に11兆3,800億ドルの可処分所得の9.4％にあたる1兆740億ドルが食料費に使われている．この9.4％という数字は，所得に占める食料費の割合なのでアメリカのマクロのエンゲル係数であるが，1970年の13.9％から一貫して低下傾向にある．ここでの食料費にはアルコール飲料が含まれていないので，その分だけ割り引く必要があるが，エンゲル係数が10％以下というのはかなり低い値である．これは，アメリカが世界有数の農業大国で食品価格が非常に安いほかさまざまな要因のためで，食料の多くを輸入にたよる農業小国のわが国はもちろんヨーロッパの国々と比較してもこれほど低い国はない．ま

た，エンゲル係数の低下を家庭内食と家庭外食に分けてみると，可処分所得に対する割合は家庭内食が低下しているのに対し，家庭外食はいったん割合を高めた後，わずかに低下傾向がみられるものの 4 % 前後で推移している．この結果，食料費に占める外食比率は 26 % から 41 % へ上昇している．

4 章で述べたように，アメリカでは女性の高学歴化や女性の職場進出と職場での活躍の一方で，家族を再評価する価値観の変化もみられ，働きながら結婚し，子どもを育てるという女性が増えている．このような状況のなかで，忙しい共働きを支援し，消費者の要望に応えるためのフードシステム模索が HMR（home meal replacement：家庭料理代替品）であり，MS（meal solution：食事の問題解決）である．

HMR や MS は，日本では中食に近い概念として使われることが多いが，HMR は主として外食業界による各種のテイクアウト料理であり，MS は食材売上げの伸び低下に悩むスーパーなどの食品小売業界による対応で，従来の冷凍調理済み食品やテレビディナーに加え，より品質のよいパック総菜や弁当類などである．フードシステムは，消費者の真のニーズを把握しこれらを提供することによって業績向上に結びつけようとしているのである．

アメリカの HMR や MS の最大の特徴は，内食を外食で代替するのではなく，調理という家事労働なしに家庭内で食事することを目指していることである．日本の中食が，家庭での調理の手間を節約したり，おかずを 1 品買い足すという形で利用されることが多いのに対し，HMR や MS ではメインディッシュはもちろんサイドディッシュやデザートまで含んだ食事全体をそれで済ますという形になってきている．アメリカでは食品を買う（buy food）という言い方と並んで，しばしば食事を買う（buy meal）という言い方がされるようになってきている．

4 章でも述べたが，日本でも急激に家族のあり方が変化し，今まで以上に個人の生活が重要視されるようになってきている．しかし，アメリカと違って日本では料理に対する思い入れがかなり強い．その結果，素材も調理法も調味料もそれらを使って通常食べられている料理の種類もけた違いに多い．さらに，家族の結びつきも，主婦の意識もアメリカに比べればはるかに保守的である．調理食品の利用も今のところ，昼食や一人のときにはそれだけで済ませることはあっても，家族との食事のときにすべてを買ってくるということは少ない．日本では完全にできあがったものより，かえって最後に一手間加える必要のある製品のほうが消費者には人気があるといわれている．したがって，食品メーカーの商品開発でも，家庭での手作りの手助け的な発想によるものが多い．

日本の生活様式の多くは，アメリカの後を追う形で変化してきた．食生活についても多くの面で影響を受けてきたけれども，食意識や食文化の大きな違いから，日本の食生活がアメリカの食事を買うという簡便化の段階に達するまでには，もうしばらく時間があるのではないかというのが，期待を込めての予想である．

**スローフード運動**

ファーストフードに大きく支えられたアメリカの食生活だけでなく先進国ではどこでも，程度の差はあれ食生活は簡便化の方向を向いている．世界の食生活は，今後も引き続きこのような方向へ進んでいくのであろうか．

1986年にイタリアのブラという小さな町の町起こし運動として始まったスローフード運動は，現在では45カ国に支部を置き約8万人の会員を得ている．スローフード運動では，伝統的な食材や料理，あるいは質のよい食品を作る人や環境を守り，子ども達に本当の味を教え，そしてさらにゆっくり食事をすることで，人と人とのコミュニケーションをはかり，食べること，語ること，生きることの楽しさと大切さを伝えようと主張している．

これらの主張からわかるように，簡便食品によって外部化された食生活を見直そうということから始まったこの運動は，現在では生活全般にわたる文化や伝統にもかかわる広範な運動になっている．

スローフード運動の発展は，ファーストフードに代表される簡便な食生活の運行に，漠然と危機感を感じている消費者の共感をよんでいる．しかし現実には，一度手に入れた便利な生活様式を離れることはなかなか難しい．よいとわかっていることと，それを実際に実行することの間には大きな距離がある．このスローフード運動が，急激な食生活の外部化による簡便化を見直し，手作りのよさ，家族でゆっくり味わう食事の楽しさを取り戻すひとつのきっかけになることは可能であっても，簡便化の勢いを押しとどめるほどの力になるかどうかはまた別の問題である．

# Chapter 9 世界の人口と食料

## 1. 食料問題の３要因

20 世紀後半の 50 年間は，人類の歴史のうえでかつてない繁栄の時代であった．1945 年に第二次世界大戦が終わって以来，局地的な戦争や内乱はあるけれども，世界全体としてみれば長い平和が続いている．文化も科学・技術も，驚異的に発展した．今では誰もが使いどこの家にもある自動車，テレビ，冷蔵庫，パソコン，エアコンなどは，すべて 20 世紀の後半 50 年間に普及したものである．

食生活も大きく発展した．これまでに述べてきたフードシステムもまた，過去 50 年間に作り出されたものである．現在では，日本やアメリカや西ヨーロッパの消費者は，発展したフードシステムの供給する，豊富で多様な食料を消費し，成熟した食生活を楽しんでいる．

しかしながら，発展したフードシステムと成熟した食生活というのは，60 億人を超えた世界人口のすべての人にとっての現実ではない．それどころか，それが国民全体にとっての現実であるのは，世界人口の 20％ほどにしかならない少数の先進国だけの例外なのであり，開発途上国に暮らしている 80％の人々にとっては，それは夢でしかない．開発途上国の住民にとっては，ともかくその日の生存のために必要な食料を手に入れることが現実の問題なのである．

**食料サミット**

表 1 は，1996 年 11 月にローマで開かれた世界史上初めての“食料サミット”の宣言である．文中の“すべての人にとっての食料の安全保障（food security for all）”という言葉が，世界のすべての人が必要な栄養分を摂取するだけの食料を保障されるという意味であることはいうまでもない．

食料サミットが開かれたのは，FAO の推計で当時なお約 8 億 4 千万人の人々

**表 1** 世界食料安全保障のためのローマ宣言（1996 年 11 月）

私たちは，自らの政治的意志として，また共通のそして各国の公約として「全ての人にとっての食料安全保障（food security for all）」を達成することを誓約する．そして 2015 年までに栄養不足人口を現在の半分にまで低減させることを当面の目標とする．

が十分な食事が摂れず，栄養不足に苦しんでいるという現実があったからである．“ローマ宣言” では 2015 年までに栄養不足人口を半分に減らすことが人類の目標として掲げられている．しかしこれは決して簡単に達成できる目標ではない．2015 年の栄養不足人口は 7 億 8,000 万人と推計されている．

十分な食料を消費し，飢餓と栄養不足から解放されることは，人間が地球上に誕生して以来の，人類にとっていちばん古い課題である．食料経済の第一の目的は “十分な食料の供給” である．テレビも自動車も空腹を満たすだけの食料がなくては無意味であることを考えれば，“十分な食料の供給”は食料経済だけではなく，そもそも経済システム全体が第一に達成しなければならない目的である．それなのになぜ，この平和と繁栄の時代に世界には飢えに苦しむ多数の人々がいるのであろうか．

### 人口・食料の生産・食料の分配

世界の食料問題は，3 つの要因に分けて考えることができる．世界の人口の問題，食料の生産力の問題，そして生産された食料を人々の間にどう分けるかという食料の分配の問題である．本節ではまず，1960 年から 2010 年に至る 50 年間に，世界の人口と食料生産とがどう推移したかを説明しよう．

**図 1** をみると，この 50 年間に世界の人口は約 2.27 倍になっている．この期間を平均した年間増加率は，約 1.7 % である．これに対して食料（穀物）生産は，50 年間に 2.77 倍に増加した．年間増加率は平均して 2.16 % である．

2 節 (p 156) で詳しく述べるが，世界人口の年間増加率 1.7 % というのは，人口の歴史のうえでかつてない高さである．世界の人口は 1961 年の約 30 億人から，2010 年の 69 億人まで 50 年間に約 40 億人も増えた．もしこのままの速度で増加が続くとすると，100 年後には世界の人口は 300 億人を超える莫大な数となってしまう．

図 1 世界の人口と穀物生産（1961 年＝100）

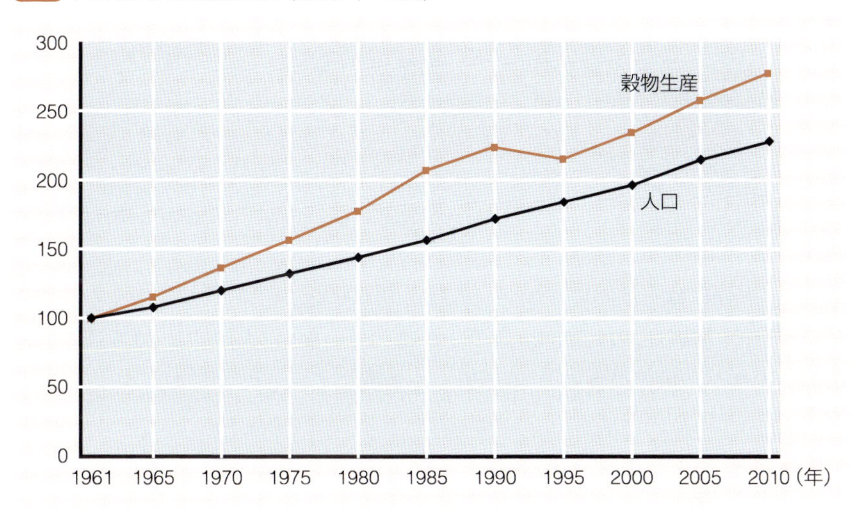


● FAO：FAOSTAT

しかしこの 50 年間には，世界の食料生産は人口を上回る速度で増加した．農業技術の進歩，とりわけ“緑の革命”といわれる品種改良と化学肥料の使用とが，穀物収量の驚異的な増加を実現したのである．とりわけ，東南アジアで新しく開発された米の新品種は，ミラクル・ライスとよばれるほどの高い収量を実現した．こうして，20 世紀後半の半世紀は，人口の増加率もかつてない高さであったが，食料生産もそれを上回る高さで増加した．まさしく平和と繁栄の半世紀であったといってよい．

ではなぜ，この平和と繁栄の陰に，9 億人を超える多数の人々が空腹と栄養不足とに悩みつづけていなければならないのか．それはいうまでもなく食料問題の第 3 の要因，食料分配が不平等だからである．表 2 に示すように，2000 年現在で世界の総穀物生産量は年間約 18 億 t，人口一人当たりにして 313 kg である．これは食事エネルギーに換算すればほぼ一人 1 日当たり 2,200 kcal になる．穀物以外にも，イモ類や野菜，果物，魚などがあるから，これは十分な高さである．

しかしながら，一人当たり年間 313 kg というのはまったくの機械的な計算で

表 2 食料の分配（2000 年）

| | 一人当たり供給量（kg） | 総供給量（100 万 t） | 総供給量 量（%） | 人口割合（%） |
|---|---|---|---|---|
| 開発途上国 | 235 | 1,128 | 60.0 | 80.0 |
| 先進国 | 625 | 750 | 40.0 | 20.0 |
| 世界 | 313 | 1,880 | 100.0 | 100.0 |

● FAO, World Agriculture Towards 2030/2050

あって，実際には先進国の住民が一人当たり 600 kg 以上消費しているのに対して，開発途上国の住民は 250 kg 以下しか食べていない．人口では 20 % ほどの先進国の人々が，世界の食料の 40 % 近くを消費しているのである．

## 2. 人口爆発

世界の人口は，20 世紀に入って驚異的な速度で増加した．ことに 1950 年以後の増加は急激で，まさしく“人口爆発”というのにふさわしい．20 世紀における人口増加がどんなに急激であったかは，西暦元年から現在までの世界人口の推移を示した図 2 をみればよくわかる．

西暦 1500 年ごろまでごくわずかな増加しかしなかった世界人口は，その後やや増加率を高めるものの，20 世紀に入るまではそれほど急激な増加ではなかった．おおまかな推計ではあるが，西暦 1500 年の世界人口は 4.2 億人，1900 年には 16.2 億人，その間の 400 年間の平均増加率は年率 0.34 % である．

これに対して，20 世紀に入ってからの世界人口はそれまでとは比べものにならないほどの速度で増加した．1900 年の 16.2 億人は 1950 年には 25 億人となり，1995 年には 57 億人となり，2010 年には 69 億人を超えた．20 世紀前半の年間増加率は 0.9 %，後半 1960 年以後の増加率は，先に述べたとおり，1.7 % という高さである．

人口の増加率は，出生率と死亡率の差である．式でかけば，

人口増加率＝出生率－死亡率

となる．20 世紀に入ってからの世界人口の増加は，いうまでもなく死亡率のド

図2 世界の人口

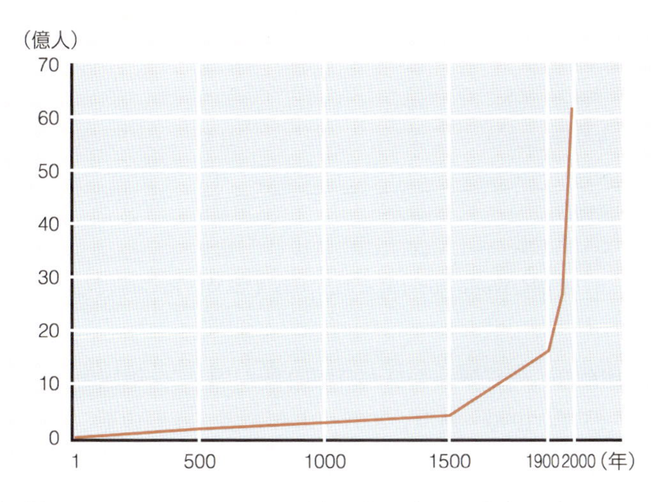


●1990年までは，C. McEvedy and R. Jones, Atlas of World Population History, Penguin Books, 1978, による推計．それ以後は国連の推計値

ラマチックな低下によって起こった．

**死亡率の低下要因**

死亡率の低下には，3つの原因がある．まず最も重要な原因は，医学の進歩である．ペニシリンの発見をはじめとする医学の進歩によって，結核やコレラなどの伝染病による死亡が激減するとともに乳幼児の死亡率が著しく低下した．中世ヨーロッパの人口の3分の2が死んだとされる黒死病（ペスト）の例をひくまでもなく，1935年の日本でも13万人が結核で死に，10万人以上が肺炎で死んでいたのである．医学の進歩によって，このような病気による死亡率は大幅に低下した．

第2の原因は，栄養の改善である．現在でも栄養不足に苦しんでいる8億の人がいるとはいえ，19世紀以前に比べれば，世界全体としての栄養状態はずっとよくなった．また国際的な食料援助の制度もできていて，アフリカや南アジアなどの開発途上国で多くの人が餓死に直面するような状態になれば，先進国は協力して緊急食料援助を行うようになっている．

第3の原因は衛生上の改善である．上下水道の整備や石鹸の普及などによって疫病による死亡率は大きく低下した．

表３ 出生率と死亡率の変化（人口千人当たりの人数）

| | | 1950～55年平均 | 1990～95年平均 | 2005～10年平均 |
|---|---|---|---|---|
| 出生率 | 先進国 | 22.4 | 12.4 | 11.4 |
| | 開発途上国 | 43.6 | 27.7 | 22.2 |
| 死亡率 | 先進国 | 10.6 | 10.0 | 10.1 |
| | 開発途上国 | 23.2 | 8.8 | 7.6 |
| 増加率 | 先進国 | 11.8 | 2.3 | 1.3 |
| | 開発途上国 | 20.4 | 18.9 | 14.6 |

● UN, World Population Prospects, The 2015 Revision Population Database

**表３**は，出生率，死亡率および人口増加率について先進国と開発途上国とに分け，1950～55年，1990～95年，2005～10年の各5年間の平均を比較したものである．表に明らかなように，1950年代においては，先進国と開発途上国の死亡率には大きな差があったが，1990年代になるとその差はほとんどなくなっている．先進国の援助もあって開発途上国の医療・衛生および栄養の状態は大きく改善されたのである．

さて，問題は出生率である．1950年代においては，先進国は開発途上国に比べて死亡率も低いが出生率も低い，いわゆる“少産少死”の状態にあり，1990年代になると出生率はさらに低下して人口増加率が非常に低くなっている．これに対して，開発途上国は1950年代の“多産多死”の状態から，1990年代には死亡率は大幅に低下したが出生率はまだ高い“多産少死”の状態に移っている．

20世紀後半の人口爆発は，開発途上国の多産少死によるものである．1990年以降においては世界人口は毎年ほぼ1億人近く増加しているが，その90％以上が開発途上国での増加である．

**人口転換モデル**

現在の先進国の多くでは，人口の増加よりもむしろ減少が心配されるような少産少死の状態にあるが，これは死亡率の低下に続いて出生率が低下した結果である．人口動態におけるこのような変化は，18世紀の中頃から19世紀にかけてイングランドで起こり，その後世界の先進国の多くで同じような変化が起こった．これは人口学上“人口転換”とよばれる動きであって，**図３**はそれを示すモデルである．現在まだ多産少死の段階にある開発途上国の人口動態は，今後はたして“人口転換モデル”

図3 人口転換モデル

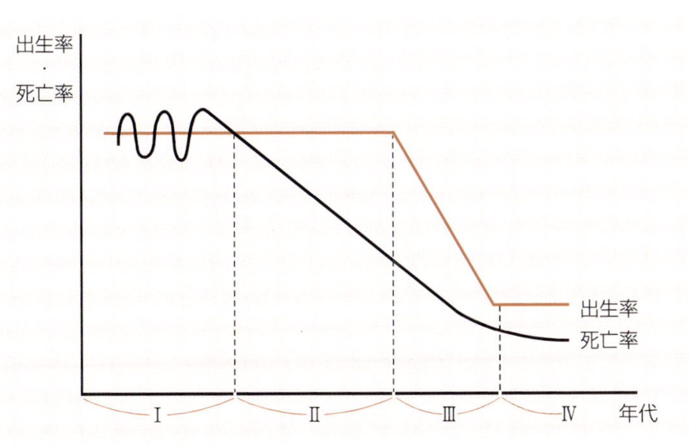


表4 世界人口の将来予測（100万人）

| | 低位推計 | 中位推計 | 高位推計 |
|---|---|---|---|
| 2020年 | 7,689 | 7,758 | 7,828 |
| 2030年 | 8,180 | 8,501 | 8,822 |
| 2040年 | 8,532 | 9,157 | 9,789 |
| 2050年 | 8,710 | 9,725 | 10,801 |

●表3に同じ．2015年の人口7,349（100万人）

の示すとおりに少産少死の段階に移行していくだろうか．この問題の難しい点は，出生率を決めている要因の複雑さである．

死亡率の低下は，世界人類の誰にとっても望ましいことである．死亡率が低下した原因は，死亡率を下げるための人間の努力である．人間の努力による医学・衛生・栄養の進歩が死亡率低下の主な原因であることは，誰の目にも明らかである．

しかし出生率の低下は，誰にとっても望ましいことであるかどうか疑問である．先進国において出生率が低下したのは歴史的事実であるが，なぜ出生率の低下が起きたのか，その原因は必ずしも明らかではない．経済が成長し生活が豊かになると，なぜ人々は子どもを多く産まなくなるのであろうか．この問題については，いろいろ説明がなされてはいるけれども，ペニシリンの発見と死亡率の低下の関係のような誰にでもわかる理由はないのである．

もしこれから長い将来にわたって，開発途上国の出生率が低下しなかったら，世界の人口爆発には終わりがなく，世界人口は100億人を超えてなお増加しつづけるかもしれない．**表4**に示すように，国連の推計によっても，2050年に100億人を上まわる可能性も否定できないのである．

## 3. 食料増産の可能性

将来のいつか人口転換が起こって，開発途上国も少産少死の安定段階に入るかもしれないが，今後しばらくの間は，世界の人口は毎年1億人くらいずつ増加していくことはまちがいない．はたして21世紀の前半において，世界の食料経済は十分な食料を供給することができるであろうか．

**食料とは何か**

この問題に答えるために，まず“食料とは何か”というところから始めよう．**表5**は，2010年における世界と日本の食事エネルギーの構成を示したものである．表の示すとおり，食事エネルギーの割合からみて最も重要な食物は，日本でも世界でも穀物であり，世界平均では穀物は食事エネルギー摂取量のほぼ50％近くを占めている．

**表5** 食事エネルギーの構成（2010年）

| | 世界 | | 日本 | |
|---|---|---|---|---|
| | (kcal) | (%) | (kcal) | (%) |
| 合計 | 2,851 | 100.0 | 2,447 | 100.0 |
| 穀物 | 1,297 | 45.5 | 922 | 37.7 |
| 肉 | 230 | 8.1 | 170 | 6.9 |
| 牛乳 | 137 | 4.8 | 152 | 6.2 |
| 卵 | 35 | 1.2 | 69 | 2.8 |
| 魚 | 33 | 1.2 | 110 | 4.5 |
| その他 | 1,119 | 39.2 | 1,024 | 41.9 |

●世界はFAO，日本は農林水産省：食料需給表

肉・牛乳・卵，つまり畜産物は，合計すると世界平均で食事エネルギーの14.1％，日本では15.9％を占めている．これらの畜産物も，もともとは穀物を用いて生産されたものである．牛にしても鶏にしても，その飼料の大部分はトウモロコシなどの穀物である．そこで畜産物の食事エネルギーも合算すると，穀物を原料とする食事エネルギーの割合は，世界全体では60％を超えることとなる．

魚は日本では食事エネルギーの約5％を占める重要な食物であるが，世界全体でみると魚の割合は1％と低い．日本人が多く魚を食べることはよく知られているけれども，実際に，毎年の世界の漁獲量約1億tのうち8％近くは日本人が消費しているのである．

世界全体としてみると，食事エネルギーの源泉として最も重要な食品が穀物であることは明らかである．もちろん，日本で魚が5％を占めているように，世界の国々にはそれぞれに特有の重要な食物のあるところもあって，とりわけイモ類は，表には示していないけれども世界全体としてもかなり大きな割合を占めている．しかし話を簡単にするために，本節では穀物の生産にしぼって説明することにしよう．

**穀物生産増加の二要因**

穀物の生産量は，次式のように作付面積と収量とに分解することができる．

穀物生産量＝作付面積×収量

この式から，穀物生産量の増加率は，作付面積の増加率と収量の増加率の和にほぼ等しくなることが導かれる．説明は省略するが，次の近似式が成立するのである．

穀物生産量の増加率＝作付面積の増加率＋収量増加率

さて，世界全体としては，20世紀後半の50年間を通して，穀物生産の増加の大部分は収量の向上によってもたらされた．世界の耕地面積には大きな変化がなく，穀物の作付面積もほとんど変化しなかったからである．

表6は，上の増加率の式を用いて世界の穀物生産量の増加を，収量の増加と耕地面積の増加に分解した結果を示している．全期間を通すと，穀物生産量の

表6 世界穀物生産量の増加要因（%）

| | 穀物生産増加率 | 収　量増加率 | 耕地面積増加率 |
|---|---|---|---|
| 1950〜59年 | 3.20 | 2.15 | 1.03 |
| 1960〜69年 | 2.75 | 2.42 | 0.33 |
| 1970〜79年 | 2.67 | 1.94 | 0.71 |
| 1980〜84年 | 3.30 | 3.23 | 0.07 |
| 1985〜89年 | 1.09 | 1.71 | −0.60 |
| 1990〜94年 | 0.05 | 0.64 | −0.58 |
| 1995〜99年 | 1.63 | 2.06 | −0.43 |
| 2000〜2004年 | 2.01 | 1.67 | 0.33 |
| 2005〜2009年 | 1.40 | 1.63 | −0.20 |
| 全期間 | 2.06 | 1.96 | 0.10 |

● FAO：FAOSTAT

年平均増加率は2.06％であるが，その96％にあたる1.96％は収量の増加によるものであって，耕地面積の貢献は5％弱にすぎない．

以上のことは，**図4**によってもよくわかる．図では1961年を100とした指数で描かれているが，穀物の生産量は収量とほぼ平行して増加し，2010年には1961年の2.8倍になっている．この期間中，世界の耕地面積にも穀物の収穫面積（作付け面積から災害などによる減少分を除いたもの）にもほとんど変化がない．この間世界の人口が増加するにつれて，一人当たりの収穫面積は21 a（アール）から10.6 aまで減少している．

### 21世紀の穀物生産

さて，21世紀における穀物生産量は，どのようになると予想されるであろうか．この問題も，やはり耕地面積と収量に分けて考えることができるが，ほぼ確実に予想できるのは，穀物生産量の将来を決めるのはやはり収量の変化であって，耕地面積はこれまで同様にほとんど一定のままであろうということである．

現在世界の耕地面積は約13.5億ha，全地表面積の10％を占めている．この数字は**図4**に示すとおり過去30年間ほとんど変わっていないが，実際には毎年500万ha以上の耕地が転用や荒廃によって失われる反面，ほぼ同じくらいの耕地が新しく造成されて，差し引き増減なしになっているのである．

図4 世界の穀物の生産量，収量および耕地面積の推移

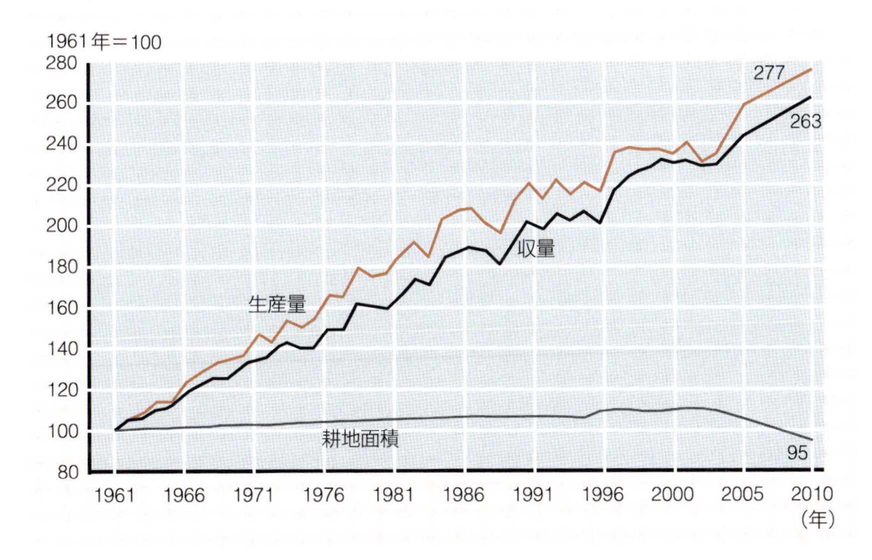


● FAO：FAOSTAT

では世界には，これから新しく耕地にすることのできる土地（潜在可耕地）がどのくらいあり，また毎年の造成耕地面積をもっと増加させる余地はあるのかどうか．実はこの問題に対する正確な解答は現在のところわかっていないのである．潜在可耕地と考えられる土地の大部分は南アメリカやアフリカの未開発地域にあり，そうした地域の土壌や水利の条件はまだよく調査されていない．

しかしともかく，潜在可耕地の多くの部分が熱帯雨林であったり，その他の面でも環境上保護を必要とする土地であったりして，耕地に開発することが非常に難しく，また開発費用が高くつくことは明らかである．開発が難しい土地だからこそ，これまで手のつけられないままに残っていたのである．

耕地面積についてむしろ重要なのは，潰廃による減少を防ぎ優良な耕地を保全することであろう．不適切な管理などで荒廃したり砂漠化したりしている500万haの耕地は，ほぼ日本の全耕地面積に等しい大きさであり，毎年2,000万tを超える穀物を生産することのできる面積なのである．

耕地面積に大きな増加が見込めないとなると，これからの食料増産は収量の向上によるしかない．では，世界の平均穀物収量は，これからも伸びつづける

ことができるのだろうか．この点についても，正確な予測はないというのが実状であり，楽観論と悲観論とが対立している．

収量の向上についての楽観論は，農業技術の進歩に対する期待に基づくものである．ことに近年急速に進んでいるバイオテクノロジーの応用によって，かつて“緑の革命”が作り出した高収量品種ミラクル・ライスを超える，超ミラクル・ライスが作り出される可能性には，大きな期待が寄せられている．しかしその一方で，バイオテクノロジーの品種改良への応用，とりわけ遺伝子操作技術に対する不安や不信も決して無視できない．そのため，遺伝子組換え食品の販売にあたってはそのことを表示する義務が，JAS 法および食品衛生法に定められた．

収量向上に対する悲観論のひとつの根拠は，1950 年以来の驚異的な収量増加率が，1980 年代中頃からかなり低下していることを重視するものである．**表 6** に戻ってみると，年間の収量増加率は 1950 年から 1985 年までの間ほぼ 2～3 % くらいであったが，1985～90 年には 1.7 % に低下し，1990～95 年にはさらに下がって 0.64 % になった．しかしその後はいくらか回復して，1995～2010 年の期間では 1～2 % くらいにまで高まっている．

1990 年代前半の世界人口増加率は約 1.5 % である．一人当たり穀物生産の増加率は穀物生産増加率と人口増加率の差であるから，1990～95 年の期間では，世界の一人当たり穀物生産量は年々1 % を超える速度で減少しつつあることになる．もしこの傾向が続けば一人当たり穀物生産量は，ほぼ 20 年間で 1960 年ごろのレベルに戻ってしまう．しかし，1995～2010 年の期間をとると，穀物収量増加率は 1.9 % で，人口増加率 1.3 % を上回っている．

収量向上の将来については，楽観論にも悲観論にも絶対的な根拠はないといわなければならない．しかし，2 節（p 156）で述べた世界人口の動態とも合わせて考えると，21 世紀の世界食料問題が多くの不安要因をかかえていることだけは確かである．

図5 一人当たり肉類消費量の国際比較（2010年）

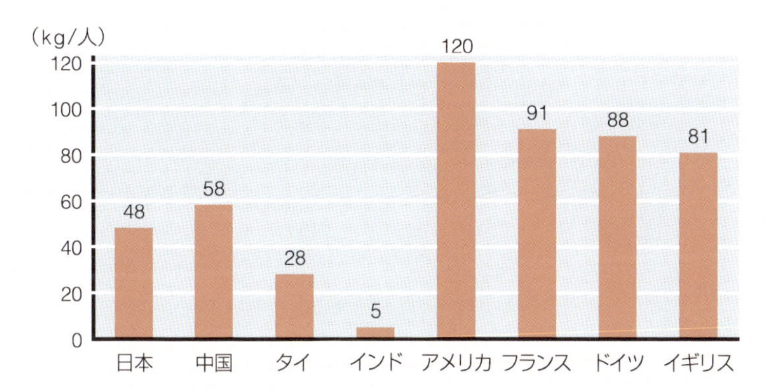


FAO：食料需給表

## 4. 食料の分配

本章の最初に述べたように，世界の13.5億haの耕地は，現在の世界人口を養うのに十分な穀物を生産している．世界に9億人の栄養不足に苦しむ人々がいるのは，それが不平等に分配されているからである．**表2**に示したように，平等に分配すれば一人当たり313kgになるはずの穀物が，開発途上国の住人には一人当たり235kgしか与えられず，先進国の一人当たり625kgとの間に大きな格差がある．

先進国の一人当たり穀物消費量が600kg以上の高さとなっているのは，その大部分が家畜の飼料として用いられているからであり，直接穀物のままで消費されている量は140kg弱で，開発途上国の200kgよりもむしろ少ない．先進国の人々は，分配された穀物の大部分を家畜の飼料にして，自分達は肉や牛乳や卵などの畜産物を食べているのである．

**図5**は，先進国と開発途上国の年間一人当たり肉類消費量を比較したものである．2010年の平均でみて，アメリカ人は一人当たり120kgの肉を食べているのに，日本人は48kg，タイ人は28kg，インド人は5kgしか食べていない．

アメリカ人やフランス人が穀物を食べないで肉やその他の畜産物を食べるのは，いうまでもなくそのほうがおいしいからである．もちろん個人の好みはあ

表 7 所得水準と栄養水準（2010 年）

| | 一人当たり GDP($) | 一人 1 日当たり食事エネルギー供給量（kcal） | うち肉類比率 (%) |
|---|---|---|---|
| アメリカ | 47,905 | 3,659 | 12.0 |
| イギリス | 36,985 | 3,405 | 13.1 |
| 日　本 | 43,038 | 2,692 | 6.8 |
| 韓　国 | 20,945 | 3,280 | 7.9 |
| 中　国 | 4,375 | 3,041 | 15.0 |
| インド | 1,414 | 2,450 | 0.7 |

● FAOSTAT

るけれども，大抵の人はパンと野菜スープだけの食事よりもローストビーフやシチューのある食事のほうを選択する．

それではなぜ，インドやタイの人々はほとんど肉を食べないのか．それはすでに 2 章で説明したように，穀物よりも肉のほうがカロリー単価が高いからである．所得の低い開発途上国の人々は，おいしい食事を望む前にまず最小限必要なエネルギーを摂取し，空腹を満たさなければならない．高価な肉やチーズを買う余裕がないのである．

**表 7** は，このことをはっきりと示すために，一人当たり GDP の水準と肉類食事エネルギーの摂取量の関係を示したものである．開発途上国と先進国との間には一人当たり GDP で数十倍もの格差があり，それが動物性エネルギー摂取量の大きな格差をもたらしているのである．

### 食料の分配と市場原理

さて現在，世界の食料を人々の間に分配している基本的な仕組みは，市場メカニズムである．市場メカニズムのもとでは，誰もが自分の収入を考えたうえで食料や衣類，その他の商品を買って消費している．所得の高いアメリカ人が 95 kg もの肉を食べている一方で，一人当たり GDP が 1,000 ドルにも及ばないインド人は，肉どころか十分な食事エネルギーを摂取するだけの穀物すら買うことができないが，それが市場メカニズムの分配原則なのである．

こうした事実を知ると，食料の分配について，市場メカニズムとは別に，もっと平等な方法を用いることができないのかという考えが，誰の頭にも自然に浮かぶに違いない．18億tの穀物をもっと平等に分配するよい方法があれば，9億人の栄養不足人口はすぐにでもなくしてしまうことができる．市場メカニズムは，テレビや自動車の分配にとってはよい仕組みかもしれないが，人間の生存のために最小限必要な食料だけは，もっと平等に分配したほうがよいのではないだろうか．

誰もが抱くであろうこの疑問のなかに，実は世界の食料問題の本質が潜んでいる．なぜならば，市場メカニズムは，18億tの穀物を不平等に分配し，9億人の飢餓に苦しむ人々を作り出しているが，その反面において，18億tという莫大な量の穀物を生産してもいるのである．穀物の生産と分配とは，市場経済という同一の仕組みの2つの側面である．

**食料問題のジレンマ**

この2つの側面は，簡単には切り離せない．もしそれを切り離してしまえば，食料の平等な分配は実現したとしても，分配されるもとの，世界の食料生産そのものにも影響が及ばずにはいないであろう．食料の生産が減少して，いくら平等に分配しても足りなくなってしまうかもしれない．食料だけではないが，生産の効率を高めるという目的にとって，市場メカニズムよりも優れた方法はないのである．

市場メカニズムによらない食料分配の手段としてすぐ思いつくのは，食料援助である．アフリカや南アジアの飢餓に苦しむ人々に，過剰に苦しんで減反政策を続けている日本の米を援助することがなぜできないのであろうか．これもまた多くの人々が自然に抱く疑問であろう．

食料援助は実際に行われていないわけではない．WFP（世界食料計画）という国際機関が中心となって，毎年ほぼ1,000万tほどの食料援助が行われている．しかしすぐわかるとおり，1,000万tは毎年の世界の穀物消費量の1％にも足りないわずかな量である．餓死に直面している人々への“緊急援助”は別にして，食料援助はどんなに善意で人道的なものであっても，すべての財を代価を支払って売買するという市場メカニズムの基本原則と矛盾するところがあり，それほど大量の援助を行うわけにはいかないのである．

市場メカニズムによる食料の生産と分配の関係は，世界の食料問題の根本に潜むジレンマである．生産なしには分配はないこと，そして生産の効率を高めるには市場メカニズムにたよるしかないことは，20世紀の歴史を通じて人類が学んだ最大の教訓であった．市場メカニズムによらない経済を目指したソ連や中国の社会主義の試みはすべて失敗した．

しかし他方において，テレビや自動車はともかくとして，生存のために必要な食料だけは，この地球上に暮らしているすべての人々に供給してほしいというのも，まことに自然な万人の希望である．読者はここで，本章の最初に示した“ローマ宣言”を読みなおしてもらいたい．食料問題のジレンマこそは，21世紀の人類がまず解決しなければならない第一の課題であることを“ローマ宣言”は述べているのである．

## 5. 穀物をめぐる最近の問題

21 世紀に入って，穀物をめぐる 2 つの問題が注目を浴びている．これらは以前から予想されてはいたが，ここにきて急激に顕在化したのである．

そのひとつは，GMO による穀物生産である．GMO は遺伝子組換え作物であ

図 6　主要国における遺伝子組換え作物の栽培状況

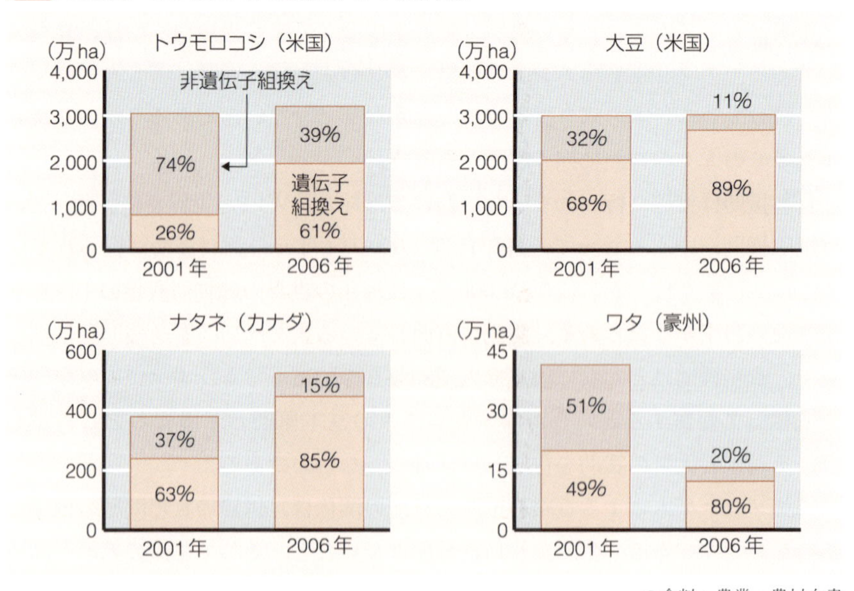


●食料・農業・農村白書

図7 穀物価格の上昇（ドル/ブッシェル）

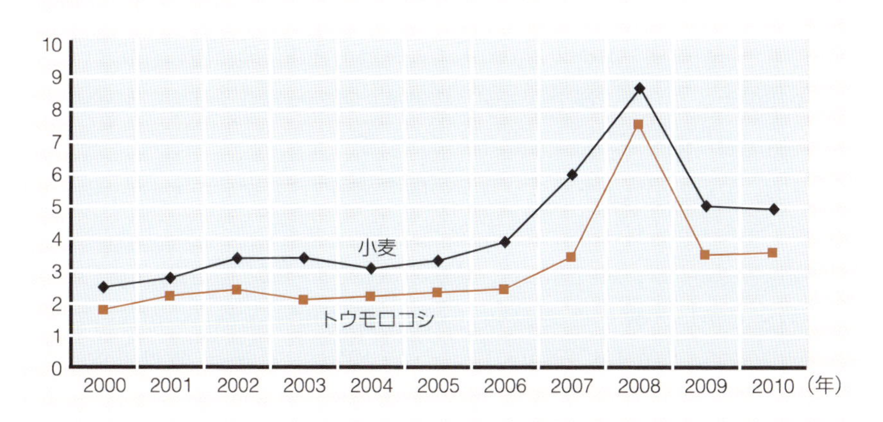


●農林水産省によるシカゴ相場．各年7月

るが，作物の品種改良にバイオテクノロジーの発展による遺伝子操作を用いる方法は1970年代以降広く行われ，その成果である，トウモロコシや大豆のGMOが1990年代から実際に農業生産に用いられるようになった．

図6は，農林水産省の調査により主要生産国のGMO利用状況を示したものである．図に見るとおり，アメリカのトウモロコシ，大豆，カナダのナタネなどでは21世紀に入ってからGMOの利用が急激に増加している．

GMOの生産物であるトウモロコシや大豆は，実際に飼料や食料として用いられている．しかし，人工的に遺伝子を操作することによって，人為交雑による伝統的育種よりもはるかに短い期間にまったく新しい品種を作り出すことに対しては，疑問や不安が残っていないとはいえないのが実状である．

他のひとつは，バイオマスの燃料利用の拡大である．バイオマスとは，植物の根や茎も含めた全体量で，その活用の重要性は早くから指摘されていたが，近年，アメリカを中心として穀物によるバイオエタノールの生産が急速に増加した．

原料として用いられているのは主に飼料用トウモロコシであるが，いうまでもなくこれは畜産物となって食用にあてられていたものであるから，食料と燃料とが競合することになる．2006年には，アメリカの生産したトウモロコシの

5,500 万トン（約 20％）がエタノール用に使われた．

燃料用バイオマスの生産は，それが何であっても土地を利用するという根本のところで食料生産と競合する．もちろん理論上は農用地に用いられない森林などを利用することも可能であるが，経済的には効率が低くコストが高くなるので，結局農用地を用いることになるのである．

**図 7** は，最近の小麦とトウモロコシの価格動向を示したものである．21 世紀に入ってからも小麦は 1 ブッシェル 2〜3 ドル，トウモロコシは 2 ドル台で，比較的安定していたが，2007 年以後，暴騰といってよいほどの急激な価格上昇が起こった．しかし 2009 年には価格低下がみられ，2010 年も横ばいが続いているが，1 ブッシェル当り小麦 2,3 ドル，トウモロコシ 2 ドル台という以前の安定した低水準に戻ることはないだろうと専門家は予想している．

もちろん，穀物価格の変動にはさまざまな要因がある．ここでは詳しい説明をする余裕はないが，石油価格の上昇を背景にしたエタノール需要の増加も，その一つの要因となっていることは明らかである．

# Chapter 10 食生活と政府の役割

## 1. 市場メカニズムの限界

今日の食料経済は市場メカニズムによって動いている．食料経済だけではなく，経済の仕組みとして市場メカニズムにまさるものがないことは，これまでにもたびたび述べた．しかしながら，市場メカニズムは決して“万能”ではない．市場メカニズムには限界もあれば欠陥もある．そうした限界や欠陥を補うのは政府の役割である．

食料経済に関して政府が重要な役割を果たさなければならない問題は 2 つある．ひとつは市場交渉力の問題であり，もうひとつは情報の問題である．

**市場交渉力の不平等**

市場交渉力の問題については，7 章でもある程度説明した．市場メカニズムは売り手と買い手とが対等の立場で自由に取引することを原則としているけれども，実際には売り手か買い手かどちらか一方の力が強く，そのために立場の弱いほうが不利な取引を押し付けられることが少なくない．このような場合，売り手と買い手の間に立って正当な取引を実現させるのは政府の役割である．

売り手や買い手の市場交渉力を決める最大の要因は，取引の規模である．6 章で説明したように，ある種の加工食品はごく少数の大企業がすべてを生産している．たとえば，ビールやカレールウでは上位 3 社で 90 % を生産しており，また食品とは少し違うが，たばこの生産は日本たばこ 1 社の独占である．

これに対して，ビールやたばこの買い手は，多数の消費者である．巨大企業である売り手と，一人一人の消費者である買い手との間には，明らかに市場交渉力の差がある．

このような問題は，食料経済に限らず経済の多くの分野に共通している．現在の工業技術では大量生産するほど安くつくという“大規模経済の利益”があることが多く，少数の大企業が支配的になっていくのが一般的な傾向だからである．

少数の売り手が市場を支配すると，どうしてもいろいろな弊害が生まれる．消費者に高く売り付けて不当な利益を得たり，下請け企業に無理な条件を押し付けたりすることにもなる．こうした“独占”の弊害を押さえて公正な取引を維持するのは，市場経済における政府の重要な役割であり，日本ではそのために「独占禁止法」が制定され，それに基づいて政府に“公正取引委員会”が設置されている．

食料経済においては，最近どこの国でも，チェーンストアの市場交渉力が強くなり，フードシステム全体を支配するようになっていることが大きな問題となっている．これについては，すでに7章で述べたとおりである．

**情報の不平等**

次に情報の問題であるが，対等で公正な取引が行われるためには，取り引きされる商品について売り手と買い手が共通の情報をもっていることが必要である．情報が一方に片寄っては，どうしても情報をもたないほうは不利になってしまうからである．チェーンストアの市場交渉力においても，単にその企業の規模が大きいだけでなく，むしろPOSによる情報を握っていることのほうが強みとなっている．

フードシステムの発展によって情報の問題は非常に重要になった．農水産物を自給自足していた原始的な時代はもちろん，都市と農村とが分離し都市住民が食料を買って消費するようになってからも，農水産物をほとんどそのまま食べているうちは，都市の消費者も食料について十分な情報をもっていた．

しかしフードシステムが発展し，農水産物を原料とした新しい加工食品が次々に作られるようになると，消費者は自分の買おうとする食品について売り手と同じだけの知識をもつことが困難になる．

フードシステムの発展がもたらした食品に関する“情報の不平等性”は，市場交渉力の不平等性と同じように，公正な取引を妨げ，市場メカニズムの健全な機能を損なう原因となる．フードシステムのもっている食品情報を消費者に公開するのは，成熟した食生活のもとにおける政府の重要な役割である．

市場交渉力と情報の問題は，いずれも売り手と買い手の立場の不平等性の問題である．フードシステムが発展し，巨大な食品メーカーやチェーンストアができたために，このような問題が重要になった．しかしながら，市場メカニズムには，この2つとは性質の異なるもうひとつの点があり，やはり政府による補完を必要としている．それは経済学の言葉で“市場の失敗”とよばれている問題である．

**食品ロスと食品パッケージ**　市場の失敗とは，そもそも市場メカニズムではうまく処理することができない市場経済の本質的な欠陥のことである．それにはいくつかのタイプがあるが，食品に関して最も重要なのは“外部不経済”の問題である．

外部不経済とは，企業や消費者の経済行動の結果として，代価を払わないで外部（個人や社会）に悪い影響が及ぶことである．食料経済において重要な外部不経済としては廃棄物の問題がある．フードシステムは食品の製造と販売の過程で，汚水や残屑などのさまざまな廃棄物を出すが，そのなかには正当な代価を払わないままフードシステムの外部に捨てられてしまうものも少なくない．成熟した食生活のもとでは，消費者もまた大量の“台所ゴミ”を出すが，これも普通の意味での市場メカニズムの範囲内では取引の対象とはなりにくい．こうした廃棄物の処理は，政府の重要な役割である．

廃棄物のなかでフードシステムの発展と特に深く関係しているのは，食べ残しなどによる食料のロスと，食品のパッケージや容器の問題である．スーパーマーケットやコンビニエンスストアなどのセルフサービス店では，多くの食品が規格化されかつ取り扱いの簡単なパッケージに包まれて並べられている．売り手にとっても買い手にとっても便利な食品のパッケージは，最後には大量のゴミとなって出てくるのである．

**表1**は，アメリカにおける1995年の食料ロスの推計結果である．これによると，食料全体で28％が無駄に廃棄されており，穀物製品，酪農品，卵，天然甘味料，油脂では30％以上がロスとなっている．またロスの大部分が外食産業と消費者，つまりフードシステムの最下流で生じていることも注目される．

日本でも，農水省によって2000年に初めて食料ロス調査が行われた．**表2**によれば，2014年の日本の食品ロス率は，アメリカよりかなり低く，一般世帯で平均3.7％で，廃棄と食べ残しを比べると，食べ残しより賞味期限切れなどによる廃棄のほうが1.7ポイント高い2.7％となっている．世帯別では単身世帯が

**表1** アメリカにおける食料のロス（%）

| | 食料供給量（可食部分） | 小売業のロス | 外食産業と消費者のロス | 合計ロス |
|---|---|---|---|---|
| 穀物製品 | 100 | 2 | 30 | 32 |
| 果　実 | 100 | 2 | 23 | 25 |
| 野　菜 | 100 | 2 | 24 | 26 |
| 酪農品 | 100 | 2 | 30 | 32 |
| 肉・魚 | 100 | 1 | 15 | 16 |
| 卵 | 100 | 2 | 29 | 31 |
| 豆　類 | 100 | 1 | 15 | 16 |
| 天然甘味料 | 100 | 1 | 30 | 31 |
| 油　脂 | 100 | 1 | 32 | 33 |
| 食品合計 | 100 | 2 | 26 | 28 |

●アメリカ農務省経済研究所（1995年）

**表2** 日本のロス率（単位：%）

| | 調査年 | 合計 | 廃棄 | 食べ残し |
|---|---|---|---|---|
| 世帯計 | 2014年 | 3.7 | 2.7 | 1.0 |
| 単身世帯 | 2014年 | 4.1 | 2.7 | 1.4 |
| 二人世帯 | 2014年 | 4.0 | 3.0 | 1.0 |
| 三人以上世帯 | 2014年 | 3.4 | 2.4 | 1.0 |
| 食堂・レストラン | 2015年 | — | — | 3.6 |
| 結婚披露宴 | 2015年 | — | — | 12.2 |
| 宴会 | 2015年 | — | — | 14.2 |

●農林水産省

高く4.1%となっており，世帯人員が多い世帯のほうが低くなっている．また，外食産業では，予想どおり結婚披露宴や宴会での食べ残しが多く，それぞれ12.2%と14.2%という高いロス率になっている．

**図1**はロスの食品類別構成を示したものである．これによれば，2014年重量比で最も多い家庭の食品ロスは野菜類で47.7%を占めているが，果物と調理加工食品のロスもそれぞれ17.8%，10.3%となっており，これらで全体の76%を占めている．

最近では，パッケージのための容器，特にプラスチック容器の使用量が急激

図1 食品ロスの中身（重量構成，2014年）

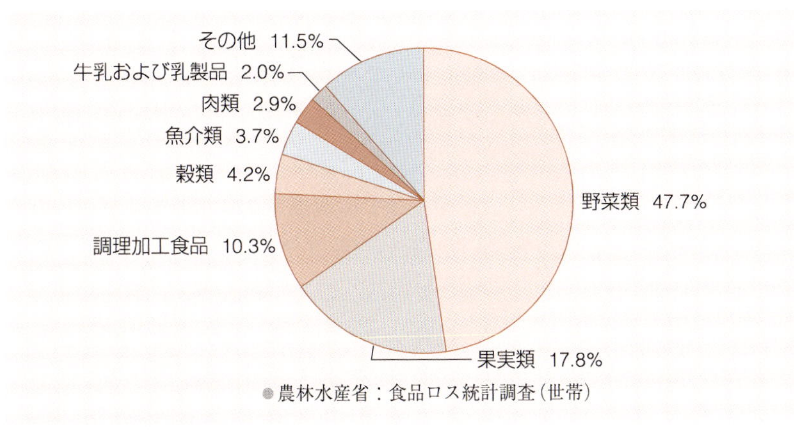


● 農林水産省：食品ロス統計調査（世帯）

表3 ペットボトルの出荷量（千t）

| | 2000年 | 2001年 | 2002年 | 2003年 | 2004年 | 2007年 | 2010年 | 2015年 |
|---|---|---|---|---|---|---|---|---|
| 清涼飲料 | 338.7 | 380.4 | 391.1 | 413.0 | 490.1 | 533.1 | 521.6 | 587.3 |
| 特定調味料（醤油） | 12.8 | 11.3 | 12.1 | 12.6 | 11.1 | 13.2 | 22.0 | 27.2 |
| 酒類 | 10.5 | 11.1 | 9.4 | 11.0 | 12.4 | 11.6 | 14.0 | 9.3 |
| 食用油 | 2.5 | 3.3 | 2.7 | 2.3 | 2.9 | 3.0 | 1.2 | 1.4 |
| 調味料 | 13.7 | 12.8 | 12.7 | 13.8 | 13.3 | 12.4 | 16.5 | 14.0 |
| 食品用合計 | 378.2 | 418.9 | 428.0 | 452.7 | 529.8 | 573.2 | 575.8 | 639.2 |
| 非食品用 | 23.2 | 23.9 | 17.9 | 18.0 | 19.8 | 26.0 | 25.2 | 38.2 |
| 総合計 | 401.4 | 442.8 | 445.9 | 470.7 | 549.6 | 599.2 | 601.0 | 677.4 |

● PETボトル協議会資料

に増加している．なかでも，**表3**に示したように食品用のペットボトル利用はこの15年間で1.7倍近くとなっており，これらのうち法律の制定により86.9％がリサイクルされている．この比率はアメリカの20％，欧州の41％を大幅に上回っているけれども，依然として残りの1割強が最終的に廃棄物となって捨てられている．これらの消費者の行動が一方で資源の浪費，一方でゴミの処理という外部不経済をもたらしているのである．

政府は，1995年6月「容器包装リサイクル法」を公布した．その基礎的な考え方は消費者は“分別排出”，市町村は“分別収集”に努めたうえで，企業は“再商品化”つまりリサイクルを促進するということである．この法律に基づくリサイクルは，まずガラスビンおよびペットボトルを対象として，1997 年度から実施されたが，2000 年にはその他プラスチック製容器包装とその他紙製容器包装の 2 つが再商品化品目に指定された．

さらに政府は，2000 年 5 月に「循環型社会形成推進基本法」を制定し，この基本法の下に，すでに制定されていた「容器包装リサイクル法」「家電リサイクル法」「資源有効利用促進法」「廃棄物処理法」の 4 つの法律と，新たに「グリーン購入法」「食品リサイクル法」「建設リサイクル法」を加えた 7 つの法律を制定することで，使い捨て社会から循環型社会の形成を目指している．成熟した食料経済にとって廃棄物の処理やリサイクルの問題は，今後ますます重要な問題になってくると考えなければならない．

## 2. 食品の安全性

### PL 法と食品産業

どんな商品も消費者にとって安全でなければならないが，食品の安全性はとりわけ絶対的な重要性をもっている．食品の安全性についても，安全でない食品は売れないから，それを供給する企業は倒産し，安全な食品を供給する企業が成長するという市場メカニズムは働いてはいる．しかしそれで十分であるとは誰も考えないであろう．食品の安全性は直接人命にかかわるものであり，安全な食品を国民に供給することは政府の重要な役割である．

食生活の成熟に伴って，食品の安全性に対する消費者の関心は強くなっている．**図 2** はひとつの例であるが，食生活についての消費者の意識調査では，健康志向や安全志向が上位を占めている．本節ではこの問題のなかで，1995 年に施行された「製造物責任法」（いわゆる PL 法）について説明しよう．

経済の発展に伴って，食品だけではなくあらゆる分野の消費財について，消費者と製造現場との距離が遠くなり，消費財についての消費者の知識が乏しくなってゆく．消費者と製造業者との間で，情報の不平等性が大きくなるのは避けられない傾向である．

図2 現在の食の志向

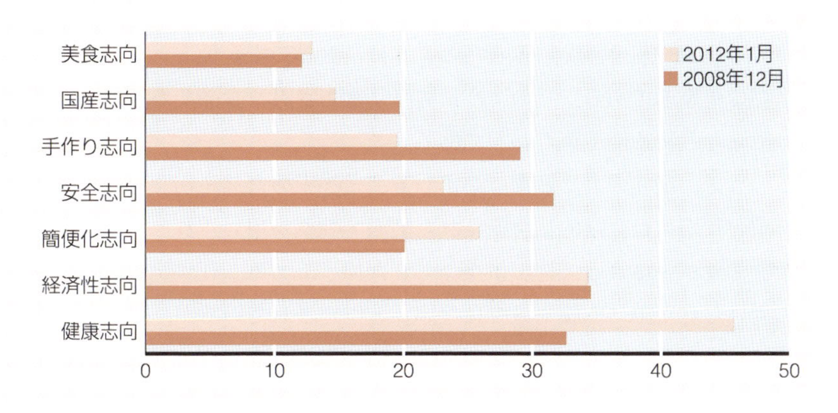


●日本政策金融公庫：消費者動向調査．2つまで回答

こうした一般的な傾向のなかで，情報をもたない消費者を保護することを目的として生まれたのが，いわゆるPL法である．PLとはProducer Liability（製造者責任）のことであり，日本でも1995年7月1日から「製造物責任法」が施行された．

PL法がこれまでの消費者保護と違うのは，消費者が買った商品によって被害を受けた場合に“欠陥の有無”だけを問題とするところにある．日本の「民法」では，加害者の側に“故意にまたは過失”のあったことが立証されなければ損害賠償の責任は生じないことが原則となっている．しかしPL法では，たとえ過失がなくても欠陥があれば，売り手の側に損害賠償の責任があり，民法の例外規定となっている．もし訴訟となれば，商品に欠陥があるかどうかが裁判上の争点となるのである．

PL法の考え方は，高度に発展した技術を用いる今日の製造工業において，製造物についての情報は製造業者以外には入手が難しいという実状からきている．食品についても，欠陥のある食品を売って消費者に被害を与えた場合，たとえ「食品衛生法」や「健康増進法」には違反していなくても，PL法上の責任は生じるのである．

その反面未加工の農畜水産物は，PL法の適用対象から除外されている．野菜や肉などの“自然産物”に関しては，誰もが知識をもっていて，PL 法のもとになっているような情報の不平等性がないと考えられているからである．しかし，O-157 や BSE（狂牛病）にみられるように，食品の安全性にとってはむしろ農水産物こそ重要である．どのように高度に加工された食品であっても，その原料はやはり穀物や肉や魚だからである．

そのうえ，現在の農水産物は必ずしも“未加工の自然産物”ではない．穀物や野菜の栽培には化学的に合成された肥料・農薬が用いられているほか，バイオテクノロジーによって遺伝子操作された種子もある．狂牛病の原因は牛の飼料に用いられた羊の内臓や骨ではないかと推定されているが，これも自然な飼育状態で牛の食べるものではない．O-157 で問題となったカイワレ大根も，極めて人工的な施設で栽培されたものであり，文字どおり野外で生育した“野菜”とは異なっている．

**ISO 9000 と HACCP**

PL 法や食品の貿易の増加に関係して，食品産業においても国際的な標準に沿った製造工程の管理が重視されるようになった．ISO 9000 や HACCP などの，国際的な品質・規格に関する標準の整備が進み，日本のフードシステムにも取り入れられつつある．

ISO 9000 とは ISO（国際標準化機構）が 1987 年 3 月にまとめた品質保証に関する国際規格で，商品の設計，部品調達から製造，検査，出荷，さらにアフターサービスまであらゆる部門を対象に，企業の品質管理・保証体制が整っているかどうかを購入者に代わって第三者の審査登録機関が審査し，企業の工場や販売拠点などの事業所単位で認証を与える仕組みである．さらに，2005 年には ISO 22000 が新しい国際規格として発行された．これは農家や食品メーカー食品流通業者を対象としたもので，農家には農薬や飼料の使用に関する生産方法の安全性，食品関係事業者には食中毒防止マニュアルや緊急時連絡網の整備等の食品安全性に特化した国際規格である．わが国では 2008 年から認定が始まっている．

また，国際的な食品規格を決めるコーデックス委員会において採用を推奨されている HACCP は，Hazard Analysis Critical Control Point（危害分析・重要管理点〈監視〉方式）の略称で，HA（危害分析）と CCP（重要管理点監視）の 2 つの部分からできており，食品の安全性や健全性を確保するため，これらにかかわる危害を確認し，それを除外する衛生管理システムである．

食品事故はいったん起こると，被害者の生命や健康に直接かかわるものである．PL 法もその他の法律や規格も，食品の安全性の責任を生産者や流通業者に求めるものであり，それは正当な考えであるけれども，消費者を食品事故の被害から守るためには，政府の役割もまた非常に重要である．発生した事故の責任を全面的に生産者に任せては，救済が手遅れになったり，負担があまりに大きすぎたりすることもあるが，それ以前に安全性に関する基礎研究には，莫大な時間と経費がかかり，生産者が負担しきれるものではない．国民の健康と安全に関する最終責任は政府が負うほかない．

**最近の食品事故**

さて**表 4** は，これまで日本で起きた主な食品事故を示したものである．表からも明らかなように，食品による被害は直接消費者の健康と生命にかかわるものである．食品の安全問題はこれまでもしばしば起こってはきたが，ここ数年のように各種の事故が立て続けに起こり，消費者の信頼を裏切るとともに，食生活に対する不安をかき立てた例は珍しい．

最近の事例のうち，O-157 事件や雪印乳業食中毒事件や異物混入事件は，食品産業の衛生管理上の不備や不正による事故であって，防ぎうる事件でありもちろんあってはならない．

また，輸入野菜の残留農薬問題など，フードシステムの発展に伴って増加する輸入食品関連の安全問題も年々増加している．貿易によって世界の各地からさまざまな食品を手に入れることは，食生活を多様化し豊かにするうえで望ましいが，どんなに珍しく美味な食品といえども，安全であることが保障されなければ食べるわけにはいかない．

食品の輸出入にあたって安全かどうかをチェックするのは，やはり政府の重要な責任である．輸入食品の安全性検査には，費用も時間もかかるので，なかにはそれを“自由貿易の障害物”とみて検査手続きの簡素化を求める意見もある．もちろん無用の繁雑さは改善しなければならないけれども，食品の欠陥は人命にかかわるものであり，検査に当たる政府機関の責任は重大である．

また，食品の虚偽表示および無認可の添加物や残留農薬の問題については，安全を考えた表示基準を食品産業が逆に利用した悪質な犯罪である．いったんこのような偽装事件が起こると，消費者と食品産業との間に築かれた信頼関係

**表4** 近年の主要な食品事故

| 件名 | 概要 |
|---|---|
| 1996年：O157事件 | 5月に岡山県，7月に堺市で腸管出血性大腸菌O157による集団食中毒が発生した　原因として「かいわれ大根」が疑われその他野菜の需要にも影響が出た |
| 1996年：ダイオキシン風評被害事件 | 所沢産茶葉に含まれていたダイオキシンに関する一部報道により，埼玉県産野菜等の販売に影響 |
| 2000年：黄色ブドウ球菌による集団食中毒事件 | 6月に大阪で低脂肪乳による食中毒が発生．脂肪粉乳の黄色ブドウ球菌による毒素が原因の食中毒で被害者は合計14,000人にのぼった |
| 2000年：異物混入事件 | 食品の異物混入が多数報道され，大規模な自主回収処置がとられた |
| 2000年：遺伝子組替トウモロコシ混入事件 | 一部消費者団体が菓子メーカー数社のスナック菓子から遺伝子組み替えトウモロコシ「スターリンク」を検出したと発表　日米において混入防止策を実施 |
| 2001年：BSE牛発生 | 9月に国内ではじめてBSE(牛海綿状脳症，いわゆる狂牛病)牛が発生．食肉消費に大きな影響 |
| 2002年：偽装牛肉事件 | 1月に，農水省の国産牛肉買い取り制度を悪用し，輸入牛肉と豚肉を国内産と偽って販売していたことが発覚　雪印食品に排除命令が出された |
| 2002年：無認可添加物事件 | アセトアルデヒドなどの国内無認可添加物を販売していたことが発覚　使用先は菓子などを中心に239品目にわたっており，メーカーは相次いで製品を自主回収した |
| 2002年：無登録農薬事件 | 発ガン性のある無登録農薬「ダイホルタン」が違法に輸入，販売，使用され32都府県で農産物を回収・廃棄した |
| 2002年：輸入野菜から残留農薬 | 中国から輸入した加工野菜（ホウレンソウ，枝豆など）や，イラン産ピスタチオから基準値を超える残留農薬が検出される |
| 2003年：養殖トラフグ事件 | 長崎県等のトラフグ養殖業者の一部が，薬事法に基づく承認を得ていないホルマリンを使用していた |
| 2003年：カナダ・米国においてBSE牛の発生 | 5月にカナダで，10月においてBSE牛が発生　これらの国から牛肉輸入を停止 |
| 2004年：高病原性鳥インフルエンザ事件 | 1月に国内で79年ぶりに高病原性鳥インフルエンザが発生した |
| 2007年：食品の表示不正多発 | 菓子メーカーなどで，消費期限の不正表示や産地の偽装などが多発，食肉加工でも意図的な異種肉の混入 |
| 2008年：冷凍餃子事件 | 中国製冷凍餃子で健康被害が発生 |
| 2008年：汚染米事件 | 工業用として売り渡された輸入政府米を食用に転売 |
| 2008年：ウナギや食肉の産地偽装 | 中国産や台湾産のウナギを国産，ブロイラーを銘柄鶏肉として偽装販売 |
| 2010年：口蹄疫の発生 | 4月に宮崎県で10年振りに発生し，8月までに甚大な被害 |
| 2011年：食品の放射能汚染 | 3月の東京電力福島第一原子力発電所の事故により，多くの農産物が汚染され出荷制限された |
| 2011年：生食用牛肉による集団食中毒事件 | 4月に腸管出血性大腸菌O111による集団食中毒事件が発生 |
| 2013年：冷凍食品農薬混入事件 | 国内の食品工場で社員による意図的な農薬の混入 |
| 2013年：メニュー偽装 | ホテルやレストランのメニューの食材表示を偽装 |

●農林水産省：食料・農業・農村白書 他

は崩れ，元に戻るまでに非常な長時間を要する．これらの偽装事件や不正表示事件をきっかけに，2002 年に JAS 法が強化改正され，事件を起こした企業名の公表と罰則が新たに規定された．

### 食品安全委員会

2001 年にわが国ではじめて発生した BSE 牛事件は国民に非常に大きな衝撃を与えた．これをきっかけに政府は，食品の安全性確保と国民の食に対する信頼回復のため直ちに種々の方策を実行に移した．

まず，BSE 問題に対しては，調査委員会を設置し原因を究明し責任を明らかにするとともに，と畜場での全頭検査や「牛トレーサビリティ法」の実施による再発の防止施策がとられた．また，2003 年には食品安全基本法を制定し，それに基づいて 2003 年 7 月，政府に食品安全委員会を設置した．

また，食品安全行政にリスク分析手法が導入されることになった．リスク分析は，まず第 1 に，特定の食品の摂取による危害の特定と危険度の科学的評価を行うリスク評価から始まり，これを担当するのが新たに発足した食品安全委員会である．次に，リスク評価に基づきリスクを極力小さくするリスク管理は厚生労働省や農林水産省などが行う．さらに，リスク評価やリスク管理に関する情報を共有しながら，食関連の事業者，消費者，および行政がお互いに意見を交換し合うリスクコミュニケーションが第 3 の要素である．リスク分析手法では，リスク評価，リスク管理と並んでこれまでわが国では十分でなかったリスクコミュニケーションが強調され，これによって事業者と消費者間の信頼関係を築き，消費者の食に対する安心感をもたらすものと期待されている．

BSE 問題による食の安全性に対する消費者の危機感は，消費者からの信頼なしにはフードシステムのスムーズな運行はありえないことを認識するとともに，わが国の食の安全体制に見直しをせまる大きなきっかけとなった．

### トレーサビリティ

食品事件発生後，原因の究明と被害の拡大を防ぐための最善の策は，その食品の来歴が遡れるような方策が採られることである．これが現在，世界中で大きく取り上げられているトレーサビリティという考え方である．

具体的なトレーサビリティ手法を，「牛トレーサビリティ法」（「牛の個体識別のための情報の管理および伝達に関する特別措置法」）に基づき 2003 年 12 月に牛に対し，2004年12月から牛肉に対し施行された「牛トレーサビリティ制度」についてみてみよう．

まず，国内で生まれたすべての牛と輸入牛には10桁の個体識別番号が印字された耳標が付けられる．以後牛の授受あるいはと殺，輸出のたびに届けが必要とされ，この届け出に基づき個体識別台帳が作成される．肉になると今度は，流通業者などにより特定牛肉ごとに個体識別番号が表示されそれが伝達されていく．これらによって飼育した生産者名と使用された餌から始まって，と殺した場所，切り出した肉の部位と，パックした業者，販売業者までのすべての生産流通履歴情報を把握することが可能になるのである．

また最近では，米・米加工品に問題が生じた際に流通ルートを速やかに特定するため，生産から販売・提供までの各段階を通じ，取引等の記録を作成・保存し，米の産地情報を取引先や消費者に伝達する目的で，「米トレーサビリティ法」が始まった．施行日は，取引等の記録の作成・保存は平成22年10月1日，産地情報の伝達は平成23年7月1日である．

トレーサビリティの確保には，生産者・流通業者などの供給側と消費者側の双方に負担がかかる．供給者は，今まで以上に多くの手間とコストをかけなければならないし，消費者もそのコストを商品の価格上昇という形で受け入れなければならないが，食品の安全性が直接人命にかかわる以上，わが国でもこのトレーサビリティを広める方向で進まざるをえない．

**原発事故と食品の安全性**

2011年3月に発生した東日本大震災による福島第1原子力発電所の事故は，放射線と食品の安全性に関して国民の間に大きな不安をもたらした．厚生労働省は震災直後，「野菜類」，「穀類」，「肉・卵・魚」では，1 kg当たり500ベクレル，「飲料水」と「牛乳・乳製品」では1 kg当たり200ベクレルという暫定規制値を設定した．

その後，厚生労働省はこの暫定規制値を5分の1に厳格化する「年1ミリシーベルトを超えない」という見直し案を発表し，2012年4月からこの案に基づく新しい規制値が採用されている．この現行規制値の内容は，食品の分類をそれまでの5分類から，野菜類，穀類，肉・卵・魚をまとめて「一般食品」とし，これに「飲料水」，「牛乳・乳製品」と新規に放射線の影響を受けやすい乳児に配慮した「乳児用食品」を加えた4分類に変更し，放射性セシウムの規制値について「飲料水」では，1 kg 当たり 20 ベクレル，「牛乳・乳製品」と「乳児用食品」では，50 ベクレル，「一般食品」では 100 ベクレルとしている．

放射線の健康への影響は，安全のための閾値がはっきりわかっている確定的影響と，閾値の分からない確率的影響の 2 つがある．前者は，急性被爆時の白内障や皮膚の損傷などであり，これを防ぐために，閾値を超えないことが目指される．それに対し後者は，長期的な影響の可能性のある発がん作用や遺伝的影響などであり，この場合にはなるべく被爆線量を低く抑え，発生確率を低くする必要がある．

放射線による食品安全問題の一番の難しさは，安全基準そのものがはっきりしないという点である．内外の研究成果を総動員しても放射線の健康への影響を疫学的に検証した十分な資料がなく，現在の科学でいえることは，「100 ミリシーベルト以上では健康への影響が明らかであるが，100 ミリシーベルト以下では放射線による健康への影響は不明」ということだけである．このような状況下で，現在の規制値について専門家の間でも判断が分かれている．

このため，放射線に対する国民の不安は消えることがない．小さな子どもやこれから結婚する若い人々は，できる限り汚染を避ける配慮をしなければいけないが，放射線の安全目安がこれ以上わからないとき，私たちの不安を解消する手だては残念ながらあり得ない．これからも続けなければならないのは，放射線汚染状況の正確な把握と，それにできる限り対処することである．そして何より重要なことは，今回の事故による放射線の健康関連データを収集し，今後に役立てることである．環境省は，原発事故による放射性物質が子どもの健康に与える影響を，胎児から長期にわたり追跡調査することにし，3 年間で 16 億円の予算が計上されている．

## 3. 食品の規格と表示

フードシステムの発展により，高度に加工された多くの新しい食品が作り出され，スーパーやコンビニなどのセルフサービス小売店を通じて消費者に供給されるようになると，食品の規格や表示が，消費者が食品に関する情報を手に入れるうえで最も重要な手段となる．消費者は，スーパーやコンビニの店内で，食品のパッケージに印刷されている原材料や添加物や賞味期限についての情報を読み，それに基づいて，買ったり買わなかったりするのである．

**食品表示**

ところで，食品のパッケージに印刷されていることの内容は，大きく2つに分類することができる．第1は，そのパッケージに入っている食品に関する情報であって，かつ法律その他によって表示が義務づけられているものである．具体的には，①飲食に起因する衛生上の危害発生を防止すること，②原材料や原産地等品質に関する適切な表示により消費者の選択に寄与すること，③栄養の改善や国民の健康の増進を図ることを目的としている．

2015年4月に「食品表示法」が施行されて，これらの食品表示に関する包括的かつ一元的な制度が開始した．それ以前は，危害発生防止は「食品衛生法」，消費者の選択については「農林物資の規格化および品質表示の適正化に関する法律（旧JAS法）」，栄養の改善等については「健康増進法」によって定められていた．この「食品表示法」の施行では表示制度の一元化だけでなく，アレルギー表示の改訂，加工食品の栄養成分表示の義務化，新たな機能性表示制度の創設が行われることとなった．

第2は，食品の供給者であるフードシステムが，みずから表示しているものである．これもまた多くは，中身の食品に関する情報であるが，規制によらない表示のなかには，情報というよりもむしろ広告に近い表示もある．6章でみたように，商業広告は商品について本当に消費者の必要とする情報を含んだ“情報提供型”の広告と，もっぱら販売の促進を目的とし，どんなにその商品がよいものであるかを消費者に印象づける“説得型”広告との2つがある．しかし実際には，食品の表示にはこの2つの要素が入り混じっていることも多い．

フードシステムの発展による情報の不平等化が進むにつれて，食品の表示に関する規制はますます重要になり，多くの法律や制度が作られている．その多くは，必要な表示を義務づけるものであるが，なかには不当表示を禁止するものもある．市場経済のもとでは，説得型広告を禁止するわけにはいかないが，あまりに実際と違う表示をすれば，それは“不当表示”となって法律に違反する．

わが国の消費者は，食品の日付表示に高い関心をもっている．かつて，旧JAS法による食品の日付表示が，1995年の4月からそれまでの製造年月日表示に変わって期限表示に変更された．当時の食品の日付表示は，「食品衛生法」「旧 JAS 法」および地方自治体の条例などで規制され，製造年月日の表示が基本であったが，食品の多様化が進むにつれて，それぞれの食品がどれくらいの時間もつものか，個々の消費者には判断が難しくなってきた．このため，品質の変化が早い食品については“消費期限”，かなり長期間もつ食品については“賞味期限”を表示することになり、現在に至っている．

なお，食品の表示だけではなく，商品の表示全体を規制している主な法律としては，「計量法」と「景表法」とがある．「計量法」はいうまでもなく商品の数量表示を規制する法律である．「景表法」は，公正取引委員会の管理する法律であって，不当表示になるような説得型広告を禁止している．

### JAS 規格

食品の表示は，食品の規格と密接に関係していて，現行の JAS 法（日本農林規格等に関する法律）が農林水産物資に関する「日本農林規格（JAS 規格）」を定めている．“公正な第三者”（「JAS 法」に基づいて登録された格付け団体）の検査によって規格をみたしていると認定された食品には JAS マークを付けることができる．

JAS 規格にはいくつかの種類がある．制度発足時に定められたのが一般 JAS 規格といわれるもので，品位，成分，性能等の品質について定められた規格を満たす「平準化」された食品や林産物にマークが付けられる．その後，特定 JAS 規格，有機 JAS 規格，生産情報公表 JAS 規格などが開発されて，「差別化」されたものであることを確認できるようにした。

このうち有機 JAS 規格は，日本の有機食品の検査認証制度を創設することとなった．有機食品については，1992 年 10 月の農林水産省による「有機農産物及び特別栽培農産物に係わる表示ガイドライン」が定められていたが，1999 年の JAS 法改正により検査認証制度が創設され，正式に法律上の規格となった．“有機農法”（オーガニック・ファーミング）という言葉は古くからヨーロッパやアメリカでも用いられてきたが，環境問題や食品の安全性についての消費者の関心が高まるにつれて，“有機農産物”に対する消費者の関心も高まってきた．それに伴い販売促進をねらって有機農産物という表示をした野菜などが次第に目立つようになり，不当表示を防ぐためにも一定の法律上の規格を定めることが必要になったのである．

遺伝子組換え作物の食品としての安全性も非常に大きな関心をよんでいる問題である．これについてもJAS法の改正に伴って表示が義務づけられ2001年4月から7農産物と32の加工食品で実施された．その後，2011年にパパイヤが追加され，現在8農産物と33の加工食品が表示対象となっている．日本では，とりわけ大豆およびそれを原料とする豆腐，味噌，納豆などが重要な対象食品である．

有機食品と遺伝子組換え農産物の表示問題は，フードシステムの発展から起こったというよりも，むしろ消費者の関心の変化が引き起こしたものである．食料消費の成熟に伴って，こうした特別の品質をもった食品に対する消費者の選好が強まったのである．

JAS法は2017年6月に大幅に改正されて，これまでのJASマークは平準化目的の規格向けのものとし，それとは別に差別化目的の規格向けのマークを新設し，既存マーク(有機JASを除く，特定JASや生産情報公表JASなど)を集約することとした．また，これまでJAS規格の対象は，モノ（農林水産物・食品）の品質に限定されていたが，モノの「生産方法」(プロセス)，「取扱方法」(サービス等)，「試験方法」などにも拡大することになった．

改正の背景には，海外取引の円滑化，輸出力の強化に資するという目的があり，JAS規格を戦略的に制定・活用できる枠組みを整備した．新たなJAS制度が運用されて以降，例えば「日持ち生産管理切り花の日本農林規格」(生産方法)や「ウンシュウミカン中の$\beta$-クリプトキサンチンの測定方法の日本農林規格」(試験方法）などが制定されている．

## 4. 食生活ガイドライン

食料消費が高度に成熟した段階に達すると，人々は好きな食物を好きなだけ食べることができるようになる．フードシステムは消費者のニーズに応じて多様で豊富な食品を供給するし，エンゲル係数は低くなって食費の心配をする必要もない．では，それぞれの人の好みのままに，好きな食物を好きなだけ食べてもよいのだろうか．

それでよいという意見の人も少なくない．好きな食物を好きなだけ食べるこ

表5 アメリカ・イギリス・フランス・日本の1日1人当食事エネルギー供給量(kcal)

| | アメリカ | イギリス | フランス | 日本 |
|---|---|---|---|---|
| 1980年 | 3,178 | 3,116 | 3,375 | 2,799 |
| 1990年 | 3,493 | 3,242 | 3,506 | 2,949 |
| 2000年 | 3,755 | 3,363 | 3,605 | 2,900 |
| 2010年 | 3,659 | 3,405 | 3,548 | 2,692 |

● FAO　Food Balance Sheets

とが，場合によっては本人の健康を損ない病気の原因ともなることは，誰でも知っている．それを承知で飲みたいだけ酒を飲み，食べたいだけ肉を食べる人がいるのは事実である．

### 食べすぎと肥満

表5は，日本，アメリカ，フランス，イギリスの一人1日当たり食事エネルギー供給量の推移を示したものである．これはFAOの「食料需給表」からとったものであるから，厳密には摂取量ではなく供給量であり，表1や表2に示したようにかなりの部分は食べ残しその他のロスになっているかもしれない．それにしても日本以外の三カ国では，一人1日3,000 kcalを摂りながら，1990年代にはなおそれが増加しつづけていたのは，驚くべきことである．当然ながら，アメリカ人の平均体重もまた増えつづけている．そしてこれも当然ながら，アメリカ人の死因のトップは“循環器系疾患”である．

WHOの調査によると，2005年に，アメリカでは男性の75.6 %，女性の72.6 %がBMI〔体重(kg)÷身長(m)$^2$〕が25以上，かつ男性の36.5 %，女性の41.8 %がBMI 30以上の肥満者であった．フランスはアメリカほどではないが，男性の45.6 %，女性の34.7 %がBMI 25以上である．

アメリカ政府が，食べすぎの害を問題にするようになったのは，1977年の合衆国上院特別委員会“アメリカ合衆国の食事目標”からであるとされている．もちろんそれ以前に食べすぎの害がなかったわけではないが，それまではむしろミネラルやビタミンなどの不足のほうにアメリカ政府の食料・栄養関係者の関心が向けられていた．1977年になってようやく食べすぎによる慢性病がアメリカ人の全国民的な問題であると政府も認めたのである．

**アメリカの食事ガイドライン**

1980年には，アメリカ農務省が中心となって，最初の食事ガイドライン「栄養と健康－アメリカ人のための食事指針」の初版が出版された．これには，脂肪，砂糖，塩分，アルコール飲料の摂りすぎと，炭水化物と食物繊維を摂取することの重要性が指摘されている．これもよく知られていることだが，アメリカ人の食生活では，食事エネルギーの総量が多すぎるだけではなく，その源泉のたんぱく質，脂肪，炭水化物の構成（PFC比率）も悪い．簡単にいえば，脂肪が多すぎるのである．

アメリカの食事指針は，その後5年ごとに改訂版が出され，この食事指針を実践に移すためのツールとして1992年に開発されたのが有名な“フードガイド・ピラミッド”である．これは食品を，①パン・シリアル・ライス・パスタ，②果物，③野菜，④ミルク・ヨーグルト・チーズ，⑤肉・魚・豆・卵・ナッツの5つの群に分け，1日の摂取量を具体的に示しながら，健全な食料消費の原則として“多様性・均整・節制”をよびかけるものである．

アメリカ農務省のホームページに掲載された2005年版“マイピラミッド”では，デザインも一新され，音声ガイドや食事内容や運動量をインプットすると個別に診断してくれるプログラムもつけ加えられ，おとなから子どもまで楽しく食生活について学べるような工夫がされていた．

しかし，2011年にはピラミッドが更新されることなくより簡単で分かりやすい食事ガイドライン“マイプレート”が発表された．これは図3に示すように，皿とグラスからなる非常に単純な図柄で，皿は穀物，野菜，果実，たんぱく質の4つに区分され，穀類と野菜がやや大きめ，たんぱく質と果実がやや小さめになっている．グラスはミルクに代表される乳製品となっている．そしてこの新しいガイドラインのイメージ図は食品のパッケージに表示されることになっている．

1992年から2011年まで19年間続いた“フードガイド・ピラミッド”の成果については，PFC比率のうち最も問題となっていた脂肪比率が低下してきた点を評価する見方もあるが，食事エネルギーが増加しつづけ肥満者も増え生活習慣病も減少傾向にあるとはいえず，現在までのところ“フードガイド・ピラミッド”に沿ってアメリカ人の食生活が改善されてきているとはいいにくい．

図3 アメリカのフードガイド―マイプレート

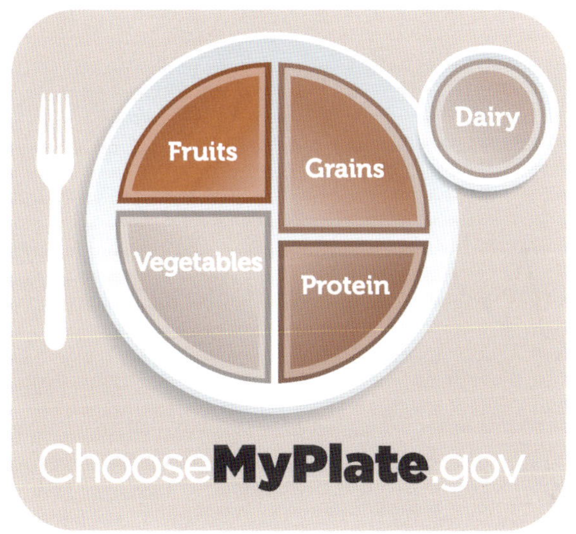


**ノルウェーの成功例**

ノルウェーとフィンランドは貴重な例外である．ノルウェー人もやはりアメリカ人と同じく食べすぎと生活習慣病に悩んでいたが，1970年代の中頃から政府が健全な食生活を目指して普及・宣伝活動に力を入れはじめた．1974年に「ノルウェーの栄養・食料政策」が出され，1983年には政府の栄養審議会によって「毎日の食事・10の心得」が策定されたが，これには豊富な献立例が付けられ，書店だけでなく食品店でも販売されてベストセラーになった．これらの結果，1975年から85年の10年間に脂肪分の摂取比率を40％から35％以下に下げるという目標を達成し，1970年代後半を境に心臓疾患による死亡率が低下しはじめた．図4と表6に，その成果が示してある．

なぜノルウェーやフィンランドで政府の食事指導が成果をあげたのかは，十分にはわからない．そもそもアメリカのように3億人を超える多種多様な人の住んでいる国と，ノルウェーやフィンランドのような人口数百万人の小さな国とでは，比較してもあまり意味はないかもしれないのである．しかしともかく，この2つの国の例があることで，食生活に対する政府の普及・宣伝・広報にも成功の可能性があることだけは示されたといえよう．

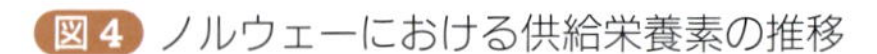
図4 ノルウェーにおける供給栄養素の推移

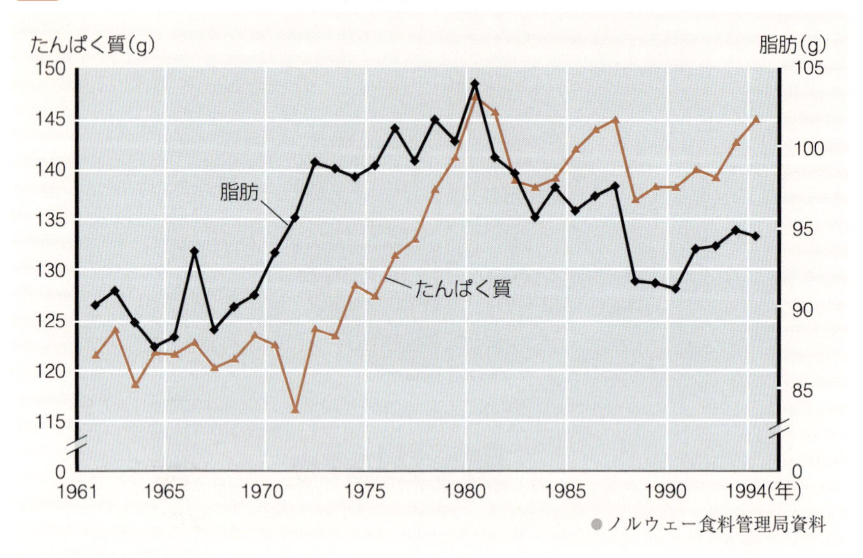

●ノルウェー食料管理局資料

表6 ノルウェーの生活習慣病死亡率（人口10万人対）の年次別変化

| | | 1960年 | 1970年 | 1980年 | 1990年 |
|---|---|---|---|---|---|
| 心臓病 | 男女計 | 8,748 | 15,090 | 13,215 | 14,351 |
| | 男 | 4,976 | 7,230 | 7,741 | 7,914 |
| | 女 | 3,772 | 7,860 | 5,474 | 6,437 |
| 高血圧 | 男女計 | 782 | 573 | 580 | 437 |
| | 男 | 325 | 249 | 254 | 211 |
| | 女 | 457 | 324 | 326 | 226 |

● WHO：World Health Statistics Annual, 1955〜1994

### 日本型食生活

日本の場合，現在のところ日本人の食生活は世界でも最も健全なものであることはよく知られている．生活習慣病も少なく，平均寿命も長い．一人1日当たりの食事エネルギー供給量は，2009年のFAOの統計でみても2,723 kcalであり，PFC比率も満足すべきバランスを保っている．

しかしながら，このいわゆる“日本型食生活”は，政府の努力や国民一人一人の節制によって実現されたというものよりも，むしろ食生活の成熟が進行す

**図 5** 日本の PFC 比率の推移

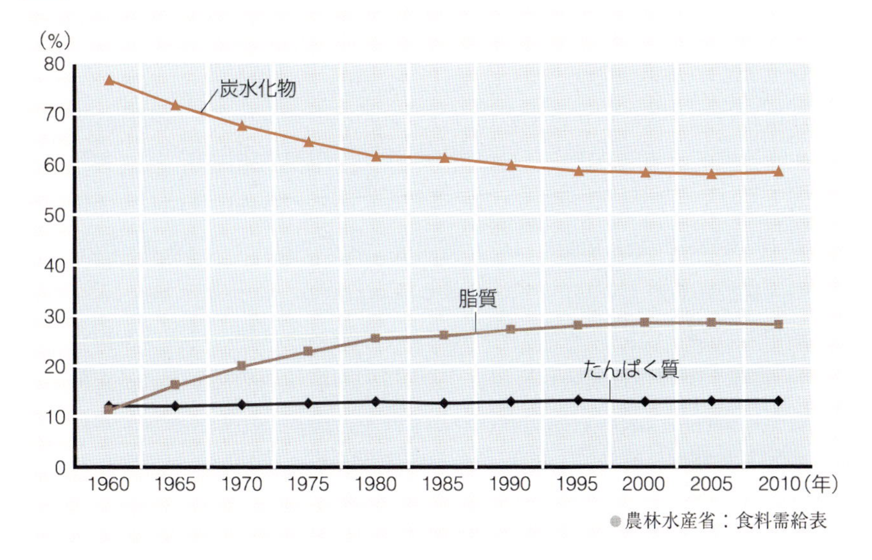


る過程でたまたま成立したという面がある．それは安定し定着したものではなく，日本の気候風土に基づく伝統的な貧しい食生活から，成熟した豊かな食生活へと推移していく途中の一断面なのかもしれないのである．

このことは**図 5** をみれば明らかである．1960 年の日本では，脂肪分は極度に不足していて，食事エネルギーの 76 % が炭水化物から摂られていた．それからの 45 年間，炭水化物の比率は低下し，たんぱく質と脂質の比率は上昇しつづけている．PFC 比率がほぼ適正な範囲に入ったのは 1970 年で，現在でも適正とされる範囲には収まっている．けれども，炭水化物比率の低下と，たんぱく質および脂質の比率の上昇が停止しないかぎり，PFC 比率がいつかは適正な範囲の外に出てしまうのは明らかである．実際に 2010 年の数字はすでに“日本型食生活”がほとんどその限界に達したことを示している．

**わが国の食生活指針**

このような状況の下で，2000 年 3 月にわが国でも新しい「食生活指針」が作られた．これまで日本では，農林水産省と厚生省（現厚生労働省）によって何回か食指針が出されてはいるものの，先にみたアメリカやノルウェーのようなはっきりした効果や成果は確認されていない．むしろ日本では，生活の最も基本的な部分である食に関しては個人の選択に任せるべきであって，政府がそれに積極的に介入するべきではないという考えが強かった．

それに対して，新しい「食生活指針」は食生活や栄養バランスの乱れを背景に，生活習慣病予防や健康作りを目指す厚生省（現厚生労働省）と，食料自給率の向上をはかる農林水産省，さらに食教育にとっての小中学校の重要性から文部省（現文部科学省）も加わって三省連携で策定されたところに特徴がある．

この「食生活指針」では，“食事を楽しみましょう”から始まり，“ごはんなどの穀類をしっかりと”“野菜・果物，牛乳・乳製品，豆類，魚なども組み合わせて”“食塩や脂肪は控えめに”など10項目の非常にわかりやすいメイン標語とその下に具体的な実践目標があげられており，国民的運動を通して普及・定着することが期待された．しかし，わが国では「食生活指針」が策定された後も，成人男性と子どもの肥満，若い女性の痩せ，栄養バランスの崩れ，食習慣の乱れなど，食生活に関連した問題は減少するどころかかえって悪化してさえいる．その結果，生活習慣病の増加やその低年齢化など健康上の問題も心配されている．

特に食事の偏りや運動不足，さらにストレスを原因とする子ども（6〜18歳）の肥満は，20年前の6％から12％へ倍増しており，肥満の程度も中程度以上が増え，近年その増加スピードは非常に早まっている．子どもの肥満の70％は，大人に継続し生活習慣病を発症するといわれているので，将来の健康生活のためにも早期に有効な策がとられることが望まれる．大人の肥満についても，特に男性ではすべての年齢階層で20年，10年前より確実に増加してきており，30歳代から60歳代では30％以上，3人に1人が肥満となっている．

**食育**

このような状況から，最近2つのことが検討された．ひとつは主に学校教育のなかで児童生徒に食に関する指導を行う“栄養教諭制度”の制定である．給食の時間はもちろん，保健体育，家庭，社会，道徳などの教科や各種の学校行事や活動を通じて，子どものころから正しい食生活の知識と習慣を身につけさせようという制度で，2005年4月から始まった．

もうひとつは，厚生労働省，農林水産省などを中心に行われている“食育”

図6 食事バランスガイド—あなたの食事は大丈夫?

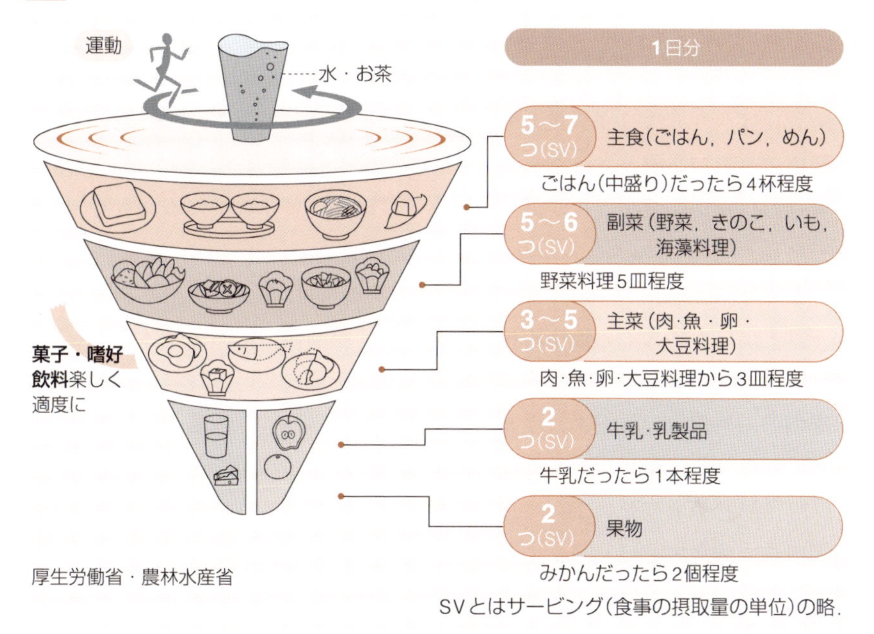


の推進である．“食育”とは国民一人一人が自分の食について考え判断できる能力を養成し，それによって生涯にわたって安全で健康な食生活が送れるよう，食品の安全性や栄養特性，食事と疾病との関係，さらに食文化，食料自給率などについての情報や知識の提供や実践活動を行うことであるとされている．2005年6月には「食育基本法」が制定され，具体的な推進事業として先の「食生活指針」の普及啓発が進められている．また，1日の適切な食事摂取量をわかりやすく図示した日本版フードガイドとして「食事バランスガイド」(図6)も策定された．農林水産省のホームページには，このガイドに沿ったバランスのよい食生活ための「毎日の食生活チェックブック」が掲載され，ダウンロードして子どもからお年寄りまで楽しく食生活チェックができるようになっている．

また，2008年4月から，食生活と健康に関係深い施策として，厚生労働省によってメタボ健診（特定健診・特定保健指導）が義務化された．これはメタボリック・シンドローム（内臓脂肪症候群）に着目した健康診断のことで，メタボリック症候群やその予備軍の人に対し，早いうちから治療や生活指導を徹底して生活習慣病を予防するとともに，増大する医療費を削減することを目的としている．検診対象は 40〜74 歳の被保険者で，企業の健康保険組合や市町村など保険者に実施が義務づけられている．健保組合の場合にはさらに，従業員（被保険者）ばかりでなく従業員の被扶養者も対象とされている．検診結果から生活習慣の改善が必要とされた人に対し，保健師や管理栄養士による生活習慣の改善指導（特定保健指導）が健保組合などに義務づけられている点も特徴となっている．

メタボ検診義務化から 3 年後の 2012 年の実施率は，組合健保や共済組合では約 7 割と高いもののその他市町村国保等では 3 割前後と低く，全体では対象者 5219 万人のうち受診者は 2159 万人の 43.3 % に止まっている．検診の結果，特定保健指導の対象となった人は受診者の 18 % 406 万人で，さらにこのうち特定保健指導を受け終了した人の割合は，わずか 13.7 % と非常に少数である．

メタボ健診の義務化によって，メタボリック症候群やその予備軍の人数や生活習慣病の罹患率が目に見えて減るというめざましい効果は，今のところみられていない．しかし，特定保健指導の受診者には明らかな改善がみられるという報告例が示されている．この検診が，厳しい労働環境と簡便化の流れのなかで忙しく働く人々に，食生活を顧みる大きなきっかけになった点は大きく評価できる．今後，実施率の向上と，特定保健指導の浸透によって，生活習慣病に歯止めをかける有効な手段となることが期待されている．

食品が商店にあふれ，それを買うお金にも不足はないとき，食べすぎや偏食をしないように自分で節制し，正しい食生活を送るのは難しいことである．さらに，最近の食生活の外部化もこの傾向に拍車をかけている．外部化の進行は，家族員の健康を，調理担当者にみえにくくしている．また，“孤食”の傾向も，健全な食生活にとってマイナスの要因である．一人で自分の意志だけで正しい食事をするのは誰にとっても難しいことである．

正しい食生活は，健康への第一歩である．現在では，社会の複雑化と科学技術の進歩により，かえって個人が食と健康に関する正確な情報を得ることが難しくなっている．このため政府や食品産業は，正確な情報と適切な教育の提供をしなければならないし，その一方で，消費者もこれまで以上に自分の健康を自分で管理する責任をもたねばならない時代になってきている．

## 参考文献


### 本書の基礎となる分析

1. 時子山ひろみ：フードシステムの経済分析．日本評論社，1999．
   →本書の内容全体にわたってより専門的な分析を示したものである．
2. 高橋正郎監修：フードシステム学全集（全 8 巻）．農林統計協会．
3. 斎藤　修監修：フードシステム学叢書（全 5 巻）．農林統計出版．
   →フードシステムを包括的に論じた一連の書籍．全集が 2000 年代はじめまで，叢書がそれ以降のトピックスをカバーしている．各巻・各章はそれぞれ専門家によって執筆されており，独立した論文として関心に応じて読むことができる．以下の 5，6，11，12 はこれら全集，叢書に含まれるものである．

### 各章の内容に関するより詳しい文献

4. 岸　康彦：食と農の戦後史．日本経済新聞社，1996．
5. 高橋正郎，斉藤修編著：フードシステム学の理論と体系．農林統計協会，2001．
6. 白石正彦，生源寺眞一編著：フードシステムの展開と政策の役割．農林統計協会，2003．
7. 時子山ひろみ，荏開津典生：世界の食糧問題とフードシステム．放送大学教育振興会，2003．
8. 中嶋康博：食の安全と安心の経済学．コープ出版，2004．
9. 高橋梯二，池戸重信：食品の安全と品質確保―日米欧の制度と政策．農文協，2006．
10. 時子山ひろみ：安全で良質な食生活を手に入れる．放送大学叢書．左右社，2012．
11. 下渡敏治，小林弘明編著：グローバル化と食品企業行動．農林統計出版，2014．
12. 茂野隆一，武見ゆかり編著：現代の食生活と消費行動．農林統計出版，2016．

### ミクロ経済学と農業経済学の入門書

13. マンキュー，N.G. 著（足立英之他訳）：マンキュー経済学 I ミクロ編第 3 版．東洋経済新報社，2000．
14. 荏開津典生，鈴木宣弘：農業経済学，第 4 版．岩波書店，2015．

### 毎年刊行される文献

15. 農林水産省：食料・農業・農村白書
16. 農林水産省：食育白書
17. 水産庁：水産白書
18. 厚生労働省：厚生労働白書

## 主な統計資料

1. 総務省：国勢調査（5 年ごと，最新版 2015 年）
2. 総務省：労働力調査年報（各年）
3. 総務省：家計調査年報（各年）
4. 総務省：全国消費実態調査（5 年ごと，最新版 2014 年）
5. 総務省他：産業連関表（おおむね 5 年ごと，最新版 2011 年）
6. 総務省：経済センサス（基礎調査は 5 年ごと，最新版 2014 年）
7. 農林水産省：食料需給表（各年）
8. 農林水産省：食料・農業・農村白書付属統計表（各年）
9. 内閣府：国民経済計算年報（各年）
10. 内閣府：消費動向調査年報（各年）
11. 経済産業省：工業統計表（各年）
12. 経済産業省：商業統計表（2～3 年おき，最新版 2014 年）
13. 厚生労働省：国民生活基礎調査（各年）
14. 厚生労働省：国民健康・栄養調査（各年）
15. 食品産業センター：食品産業統計年報（各年）
16. 食の安全・安心財団：外食産業データ集（各年）

# INDEX

す



せ

【著　者】

**時子山　ひろみ**

1941年　愛媛県に生まれる
1964年　東京大学経済学部経済学科卒業
現　在　日本女子大学名誉教授
主な著書　「食品工業の産業組織」（共著）『アグリビジネスの産業組織』東京大学出版会所収　1995.『フードシステムの経済分析』日本評論社　1999.『世界の食糧問題とフードシステム』（共著）放送大学教育振興会　2003.『安全で良質な食生活を手に入れる』放送大学叢書　左右社　2012

**荏開津　典　生**

1935年　岐阜県に生まれる
1959年　東京大学農学部農業経済学科卒業
現　在　東京大学名誉教授
主な著書　『「飢餓」と「飽食」』講談社　1994.『明快ミクロ経済学』日本評論社　2000.『明快マクロ経済学』日本評論社　2003.『農業経済学』（共著）第4版　岩波書店　2015

**中　嶋　康　博**

1959年　埼玉県に生まれる
1983年　東京大学農学部農業経済学科卒業
1989年　東京大学大学院農学系研究科農業経済学専攻博士課程修了
現　在　東京大学大学院農学生命科学研究科教授
主な著書　『食品安全問題の経済分析』日本経済評論社　2004.『食の安全と安心の経済学』コープ出版　2004.『食の経済』（編著）ドメス出版　2011.『食安全性学』（共著）放送大学教育振興会　2014

フードシステムの経済学　第6版　　ISBN978-4-263-70740-1

1998年 3月10日　第1版第1刷発行
2000年12月20日　第2版第1刷発行
2005年 8月10日　第3版第1刷発行
2008年12月10日　第4版第1刷発行
2013年 1月20日　第5版第1刷発行
2019年 2月25日　第6版第1刷発行
2024年 2月10日　第6版第6刷発行

著　者　時子山　ひろみ
　　　　荏開津　典　生
　　　　中　嶋　康　博
発行者　白　石　泰　夫

発行所　**医歯薬出版株式会社**

〒113-8612　東京都文京区本駒込1-7-10
TEL.（03）5395―7626（編集）・7616（販売）
FAX.（03）5395―7624（編集）・8563（販売）
https://www.ishiyaku.co.jp/
郵便振替番号　00190-5-13816

乱丁，落丁の際はお取り替えいたします　　印刷　あづま堂印刷／製本・皆川製本所